「眠れない…」から
「よく寝た！」へ

60歳からの新しい睡眠習慣

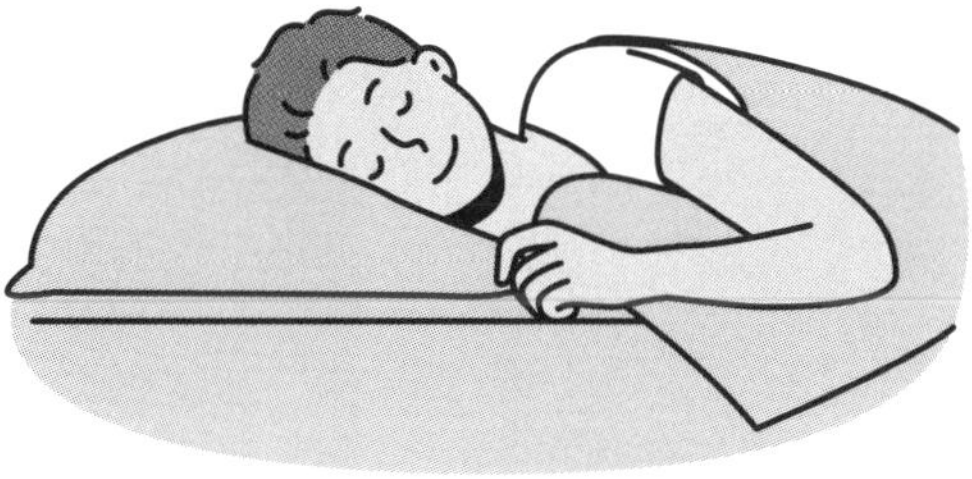

国立精神・神経医療研究センター
睡眠・覚醒障害研究部 部長
栗山健一

河出書房新社

大規模調査で、60代以後の〝長生き睡眠〟の常識は変わった！——前書き

60歳前後から「ぐっすり眠った、深く眠れた」と思えることが減った、と悩んでいませんか。若かった頃のように「あー、よく寝た」と、深い睡眠を得られた満足感をもう一度味わってみたい、と思っている方も多いことでしょう。

「ぐっすり眠れたら、心も体も、もっとスッキリ快調になるに違いない」と、つい考えたりしませんか。

朝早く目が覚めてしまうと、損したような気になる人さえいるようです。「理想とされる〝8時間〟に、ぜんぜん足りていない！」と。

世の中、睡眠の質を高めることを謳《うた》ったサプリメントや寝具が大はやりです。睡眠がいかに重視されているかの証左《しょうさ》といえるでしょう。

では、たっぷり深く眠るほど、人は健康で充実したライフスタイルに近づけるのでしょうか？

私たちのグループは、多岐《たき》にわたる健康の要素を「寿命」に集約し、どのような睡眠のとり方でどのような睡眠の質の評価が「寿命」に影響するかを、約６５００人の睡眠調査

データを用いて分析しました。その結果、「布団の中で横になっている時間（床上《しょうじょう》時間）」と「寿命」の驚くべき関係が明らかになりました。

この結果を端的に示すと、**60代以後とそれ以前の若い世代では、「睡眠時間・床上時間と健康（寿命）の関係」が変化する**ということです。この結果は、これまで多くの調査研究で報告されてきた、睡眠時間と健康（寿命）の関係における矛盾点を説明づける根拠になります。

つまり、**60代からは、睡眠との向き合い方を、根本的に考え直したほうがいいのです**。いったいどういうことなのでしょうか。

私はこの結果から、多くの方がいだいている「睡眠はこうあるべき」という、やや窮屈《きゅうくつ》な思い込みを、高齢者においてはもっと自由で余裕のある考え方にシフトしていったほうがよい、と考えるようになりました。

本書は「睡眠」と「健康」と「充実したシニアライフ」の関係を、さまざまな科学的知見をもとに心豊かになれる理解へと導き、新しい睡眠習慣を提案します。参考にしていただければ幸いです。

栗山健一

60歳からの新しい睡眠習慣／目次

序章 睡眠の悩みの原因は60代からの体の変化！

1章 大規模調査でわかった長生き睡眠の新秘訣

2章 理想の睡眠をもたらす 寝室や寝具の常識

3章 寝つきがよくなる 生活新習慣のススメ

4章 睡眠に関わる病気と薬の大切な知識

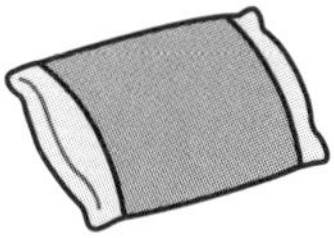

序章

睡眠の悩みの原因は60代からの体の変化！

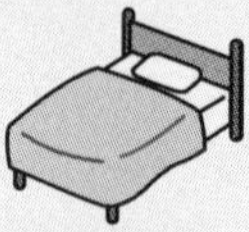

60代の「睡眠の悩み」の特徴

若者とは異なる「眠れない」原因とは

誰にでも訪れる「加齢」。年をとるとともに、さまざまな体の不調を感じる人が増えてくるのはいたし方ないことです。「睡眠の悩み」もその1つ。夜、布団に入ってもなかなか寝つけない。夜中に何度も目が覚めてしまう。朝、早くに目が覚めてしまう。こうした悩みを訴える方は、高齢になるほど多くなります。

もちろん、睡眠の悩みは若い人にもよくあること。しかし、若い頃の「眠れない」と60代以後の「眠れない」とでは、性質が異なります。

若い人の場合、夜、寝ようとしてもなかなか寝つけない原因に、うつ病、不安症などの精神疾患が潜んでいることが多々あります。精神疾患が軽症の場合、多くは寝つきの悪化と同時に、「朝、起きられない」という症状をともないます。

しかし、60代以後の場合、**夕方～早晩に眠気が出ますが、それを我慢していざ夜、寝ようとするとうまく寝つけず、朝は「早く目が覚めてしまう」ということが多い**のです。じつは、これには**疾患とはいえない別の原因**が潜んでいる場合があります。

若者と60代では眠れない原因が違う?

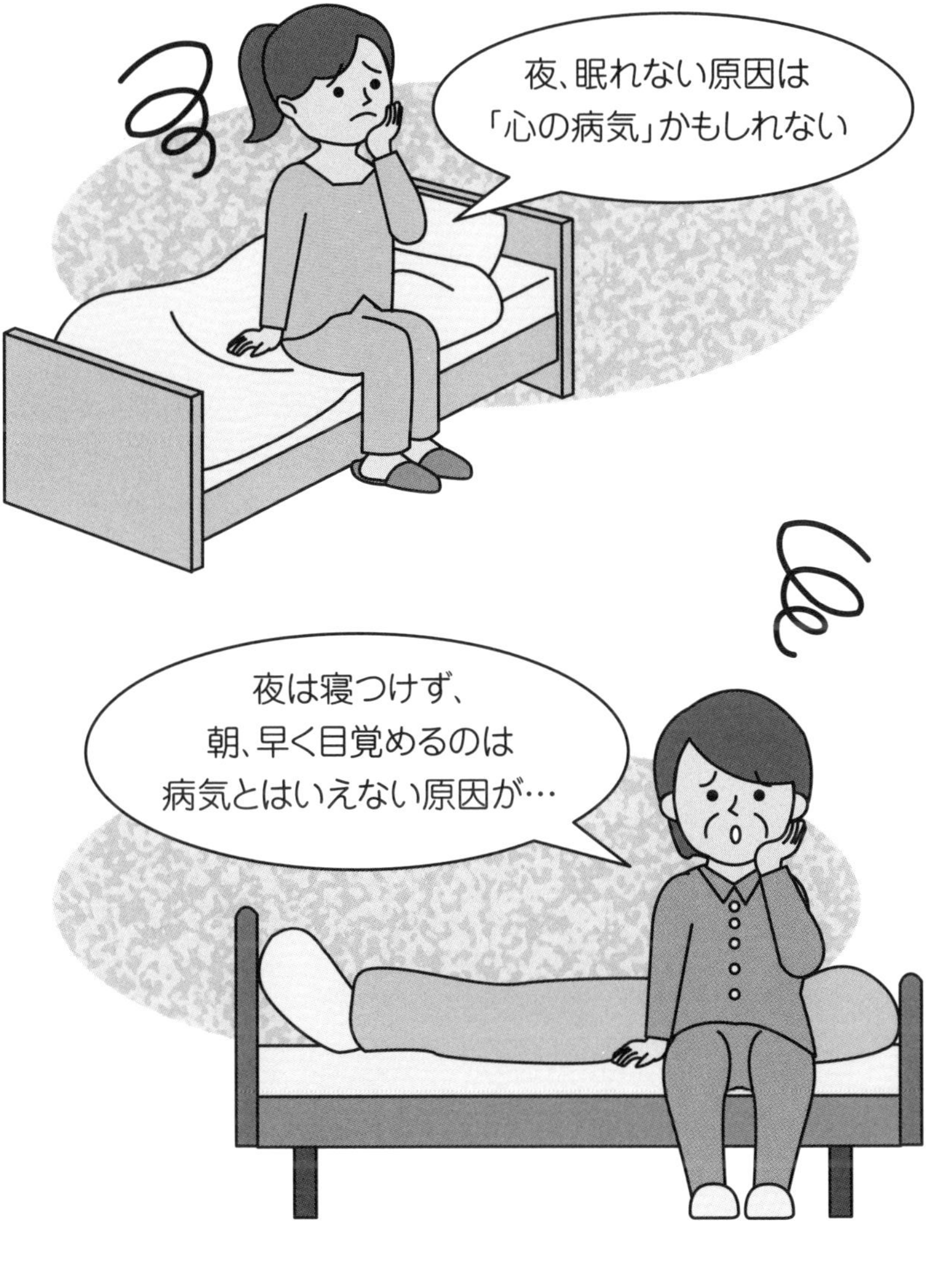

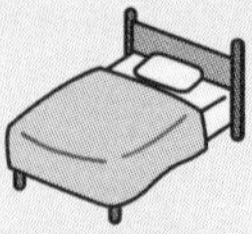

人はなぜ眠くなるのか？

睡眠時間を決める2つの機能

そもそも人はなぜ眠るのでしょうか？　１つは、疲れをとるためです。身体や脳の活動によって生じた疲れを解消し、つねに一定の状態に保とうとする機能が、人間や動物には備わっています。これを**「恒《こう》常《じょう》性《せい》維《い》持《じ》」**といい、**昼間たくさん歩いた日、きつい仕事をした日は、自然とぐっすり眠れる**わけです。

しかし、とくに疲れを感じていなくても、人や動物はある程度眠れるようにできています。これは、睡眠をつかさどるもう１つの機能、「体内時計」が働いているからです。体内時計は、生体リズムとも呼ばれ、１日の生活パターンに合わせて、自律神経活動やホルモン分泌などの生体調整機能を適正化する役割を担っています。**毎日夜になると自然と眠くなるのは、この体内時計の働き**も関わっています。

恒常性維持と体内時計（生体リズム）、この２つのメカニズムが、眠る↓起きて活動する↓また眠る、という生活パターンをつくり出しています。そして、加齢とともに現れる睡眠の悩みにも、大きく関係しているのです。

生活のリズムをつくる体の要素とは

恒常性維持

- 体を一定の状態に保つ＝体や脳が疲れたら眠って疲れをとる

体内時計(生体リズム)

- 自律神経(交感神経と副交感神経)
- ホルモン分泌(メラトニン、コルチゾールなど)

↓

「起きる」「寝る」という生活パターンを生み出す。
加齢による影響を受ける

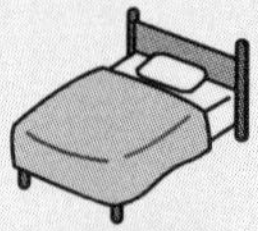

60歳を過ぎたら睡眠は6時間で十分

必要な睡眠時間が減っていくもっともな理由

60代以後の睡眠の悩みには、前述した2つのメカニズムの加齢性変化が関わっています。

まず、**「恒常性維持」**。年をとると、人は昔のようには動けなくなります。活動量が落ち、基礎《きそ》代謝量《たいしゃりょう》も落ちていきます。また、定年退職や子育てが一段落することで生活パターンもがらりと変化します。

毎日、通勤電車に揺られていた生活から、いわゆる〝悠々自適〟の生活へ、という方もいます。

生活の負荷が減り、活動量が減ることにともなって必要な睡眠量も少なくなります。つまり、若いときほど長く睡眠時間を確保しなくても大丈夫なのです。

実際に眠っている時間（体が必要とする睡眠時間）を脳波計で調べた調査では、睡眠時間は年齢とともに減少し、25歳では平均約7時間でしたが、45歳で約6・5時間、65歳では6時間を下回る結果になっています。

つまり、**年をとると「眠れない」のではなく「眠る必要性が少なくなっている」**のです。

年齢別にみた実際に眠ることができる時間

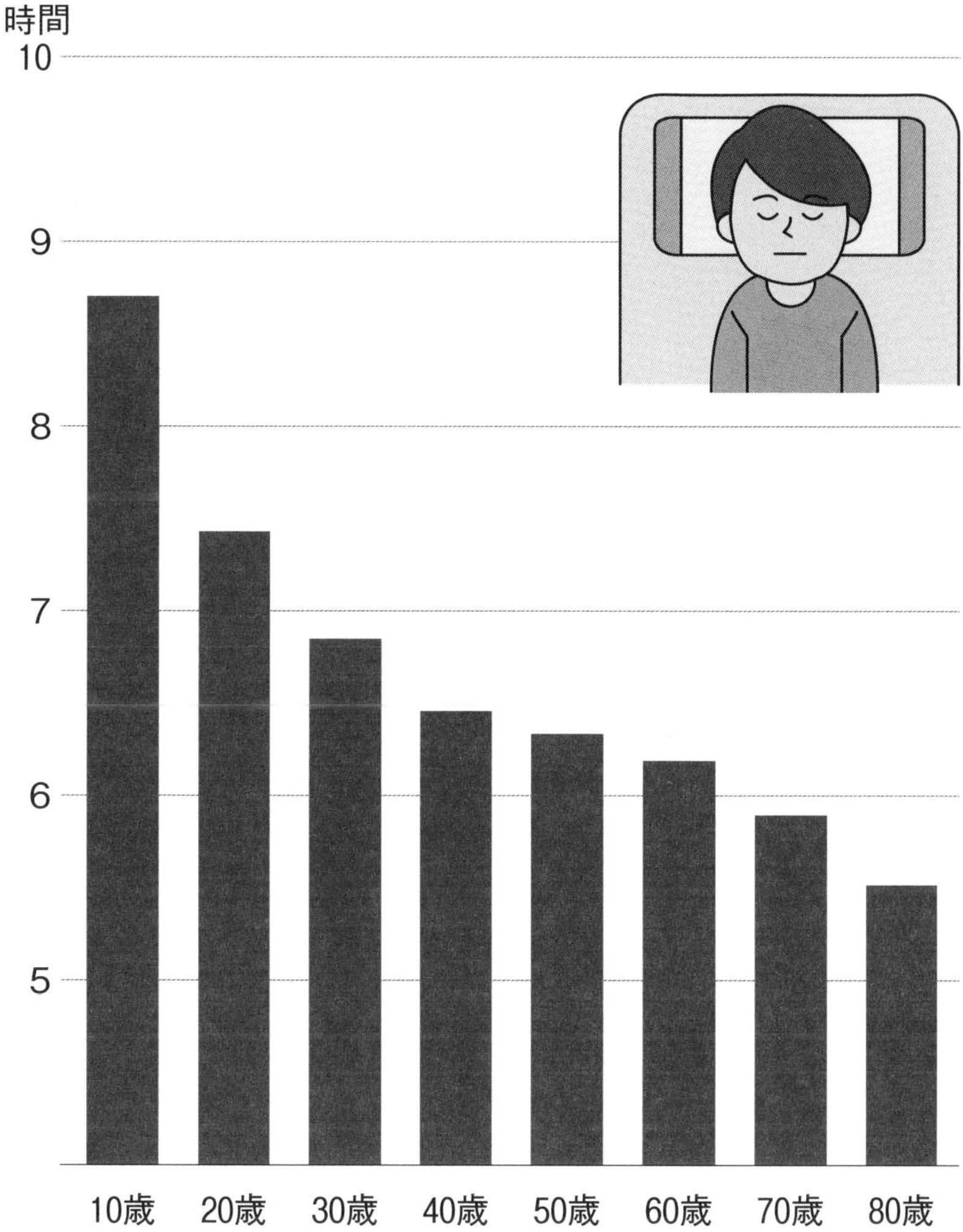

出典:Ohayon MM, et al SLEEP 2004

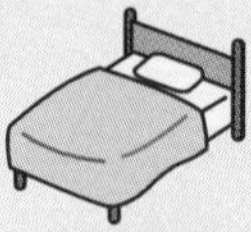

加齢とともに、体は早寝早起きに変化する

自然と早く目が覚めるメカニズムとは

睡眠に関係するもう1つのメカニズム**「体内時計」**の周期は、ぴったり24時間ではありません。それよりも10分程度長いのがふつうです。そのため、太陽の光を浴びることなどで微調整しながら、毎日同じ時間に寝て同じ時間に起きるという24時間の生活パターンをつくっています。

この**体内時計の周期は、加齢とともに少しずつ短くなります。そのため、若い頃よりは早寝早起きのパターンになりやすい**のです。

さらに前述したとおり必要な睡眠時間が短くなるので、朝起きる時間がますます早くなり、寝起きの時間が徐々に前倒しになります。

また、加齢により、体内時計がつくり出す昼夜のメリハリも減少するため、眠りは浅く、途中で目が覚めやすくなるとともに、昼間に眠気が起きやすくなります。しかし、長年の生活パターンは簡単には変えられません。「自然と眠くなる時刻」がきても就寝しないでいると、夜にかえって眠れなくなってしまうのです。

深部体温からみた加齢による生体リズムの変化（模式図）

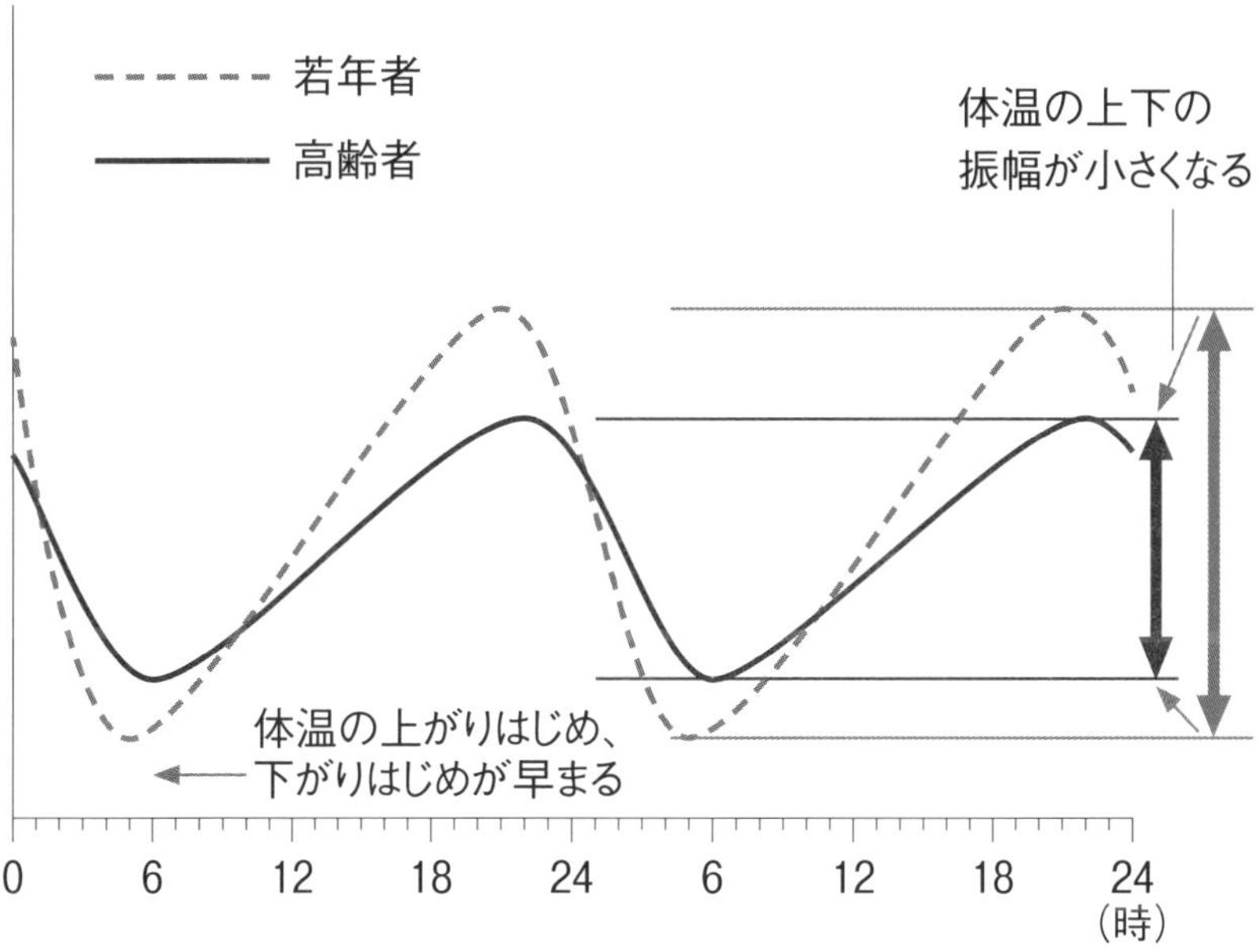

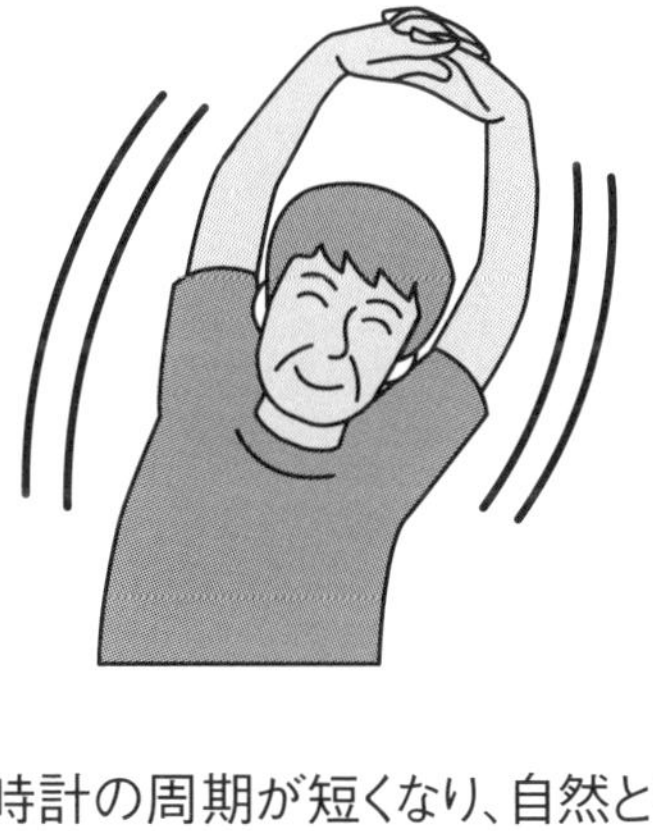

加齢により、体内時計の周期が短くなり、自然と早寝早起きになる

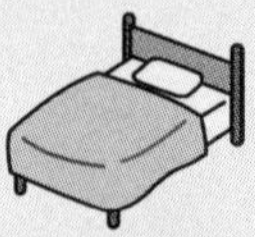

60代以後の「眠れない」は病気？

生活スタイルの変化も不眠の原因に

すでにおわかりのように、60代以後の方が訴える「眠れない」「夜、目が覚めてしまう」などの睡眠の悩みは、多くの場合、自然な体の変化の1つと考えられます。加齢とともに現れる「必要な睡眠時間が減ってきた」「体内時計のメリハリが小さくなった」などの変化にうまく対応できていないだけなのです。

これらの体の変化は、気づかないうちに少しずつ進んでいます。しかし一方で、生活パターンの変化は急激です。定年を迎えた翌日から、通勤電車に乗る必要もなければ残業もない。会社の仲間と飲みにいくこともなくなり、外出の機会も少なくなります。

こうした**生活パターンの変化と体の変化をうまく調整できずに、「眠りたいのに眠れない」と悩んでしまう方がとても多い**のです。

また、いまの高齢世代の女性の場合は、子育てが終わった、夫の世話に手がかからなくなったなど、もう少し早いタイミングで出てくることがあります。

寝る時間、起きる時間は変わりましたか?

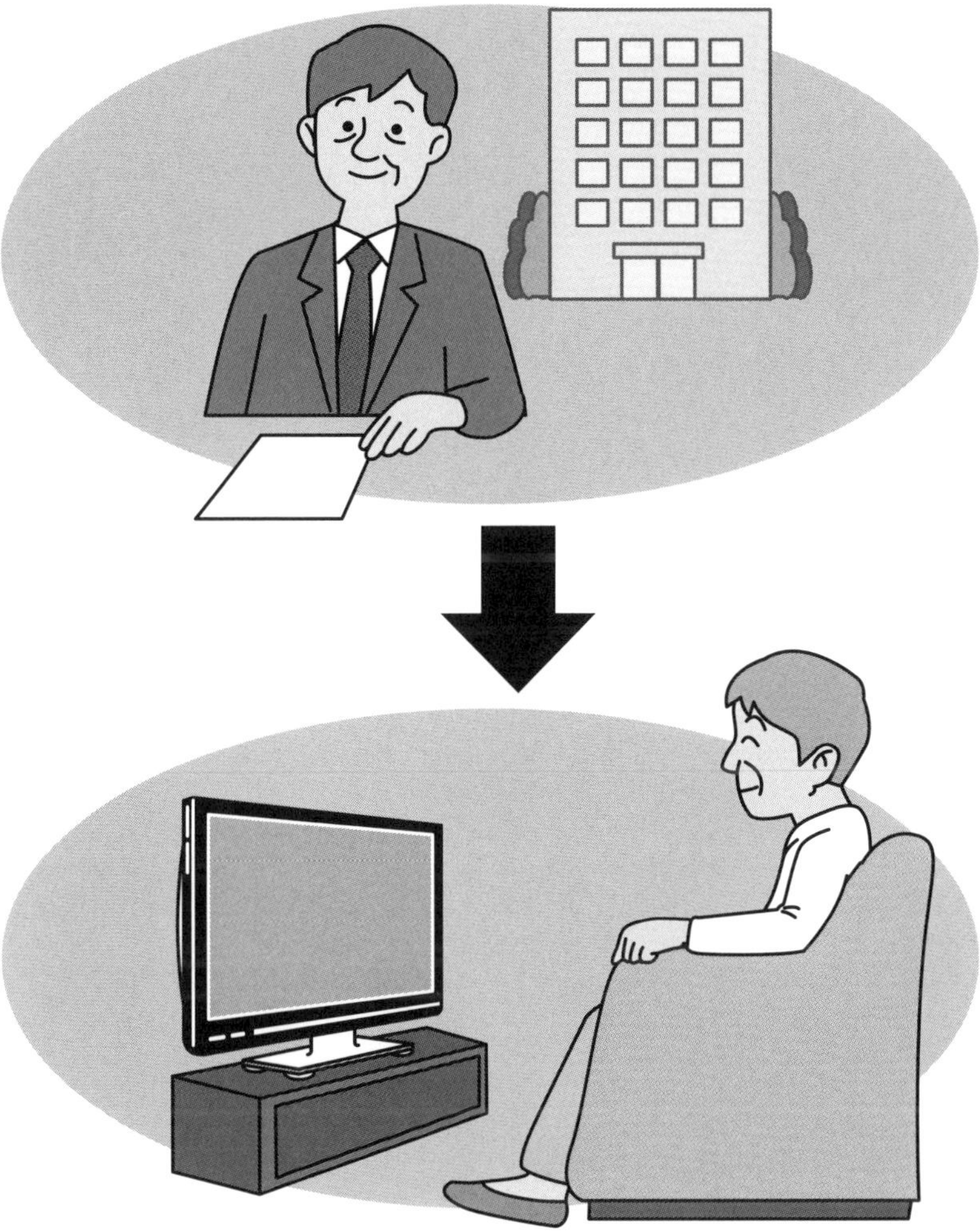

定年や子育てが終わるなど生活のスタイルが変化し、体も変化しているのに、睡眠パターンは元のままで変わらないものと思い込んでいませんか?

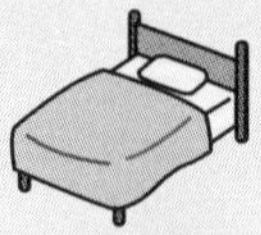

睡眠は「必要最低限でよい」と捉える

人は昼間に活動するために眠る

リタイアして自由な時間が増えると、「さあ、これからは好きなだけ寝られる」と思う方は多いと思います。そんな方に「眠る必要性は若い頃より減っているのです」といっても、なかなか納得してもらえません。

たしかに睡眠は大切です。しかし、**私たちの毎日の生活の目的は、昼間の時間を楽しく有意義に活動することであって、眠ることではありません**。睡眠とは、そもそも「必要悪」である。そう捉え直してみませんか。昼間活動するために、体が要求するだけ心身を休めるための受動行動、それが睡眠なのです。

また、睡眠に多くを期待しすぎるのもよくありません。加齢とともに運動・内臓機能が衰える、体の調子が悪くなる、これは誰もが避けられない自然なことです。健全な眠りが健康に欠かせないのは確かですが、「体調が悪いのは眠れていないせい、たくさん眠れば健康になれる」と思い込み、必要以上に眠ろうとすると、かえって健康を害する結果になり得ます。

睡眠は手段であって目的ではない！

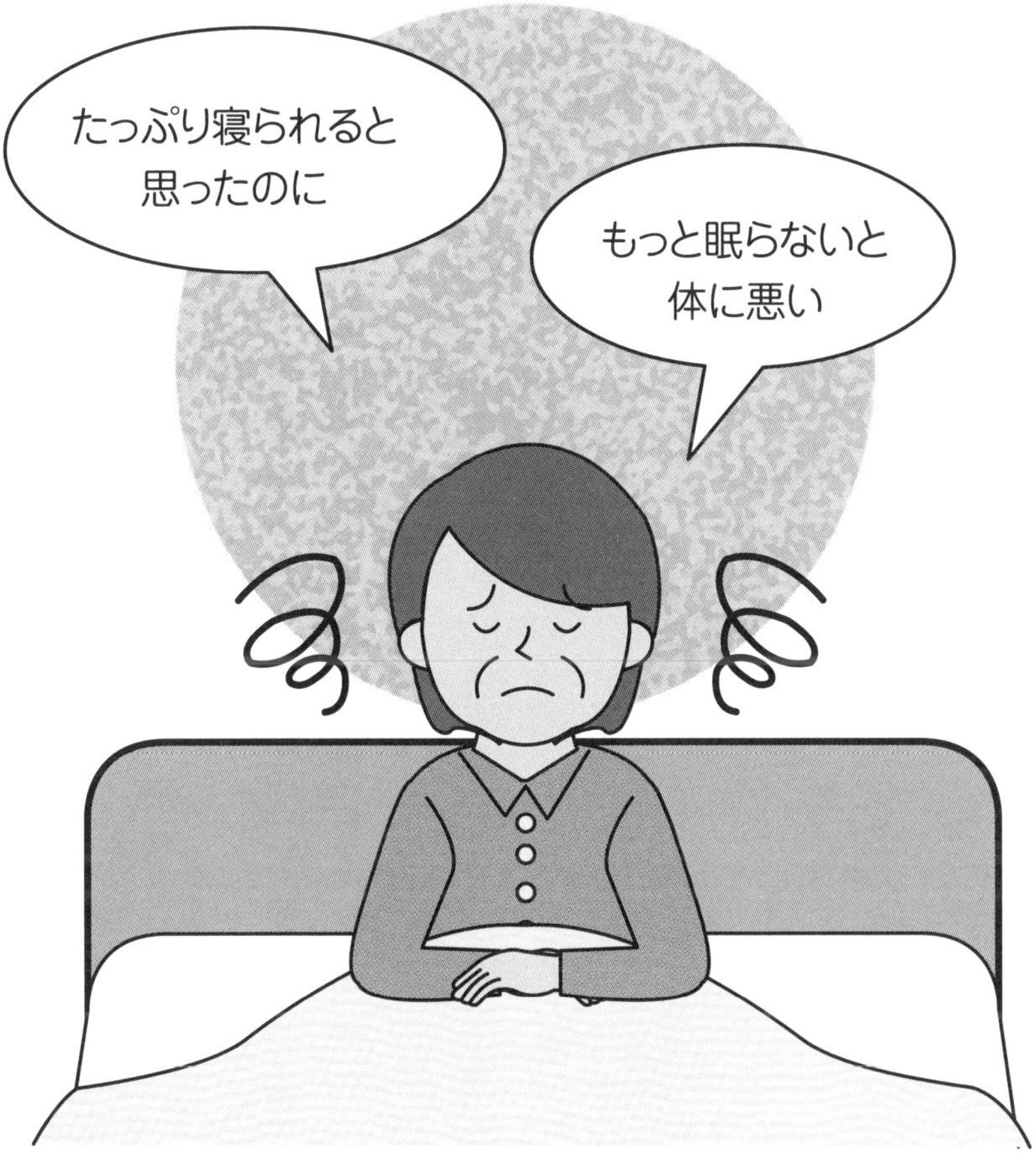

もっといっぱい寝なくちゃ、と思っていませんか？ たくさん眠ることより、
昼間を充実させることに注意を向けてみませんか？

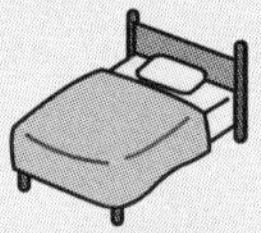

「眠れない」と「不眠症」の境界

眠くて暮らしに支障が生じているか？

国際的な睡眠障害の診断基準では、**寝つけない、夜中に何度も目が覚めてしまう、朝早く起きてしまう、などの不眠症状だけでは不眠症として扱わない**、と明記されています。つまり、疾病《しっぺい》とはみなさないということです。

「眠れない」だけでなく、それによって、**日中に何らかの機能障害が生じるようになって、初めて「不眠症」と診断されます**。機能障害とは、主に睡眠不足による眠気のせいで、日常生活に支障をきたすことをいいます。

つまり、「眠れない」ことの背景に、必要な睡眠量を不眠症状のせいで満たせなくなり、睡眠不足に陥り、その結果、日中眠くて仕事ができない、約束の時間を寝過ごす、などの困りごとが生じていなければ、疾病とはみなされません。

疾病とみなすかどうかには、治療の要否が関係します。睡眠薬は、睡眠時間を延ばす薬ですので、加齢で生じた睡眠時間の短縮に対し、睡眠薬で無理に睡眠時間を延ばすことに健康上の利益は少なく、むしろ弊害《へいがい》が多いといえます。

不眠症の診断基準　睡眠障害国際分類第3版（ICDS-3）より

●睡眠に関する訴え（寝つきが悪い、何度も夜中に目覚め、再度寝つくのに苦労する、朝早く目覚めてしまう）があること

●訴えは適切な睡眠環境下においても生じていること

●以下の日中の機能障害が少なくとも1つ認められていること

①倦怠感《けんたいかん》や疲労感

②集中力や注意、記憶力の低下

③社会的機能の低下

④気分の悪化や焦燥感《しょうそうかん》、イライラ

⑤日中の眠気

⑥意欲や自発性の低下

⑦仕事や運転中のミスや事故の危険

⑧衝動的、攻撃的な行動の増加

⑨睡眠に関する不安、不満

リラックスタイム①

若い頃のように眠りたいですか？

若い頃は気持ちよく眠れたのに……高齢になって睡眠の悩みを抱える方からよく聞かれるつぶやきです。

しかし、ほんとうにそうでしょうか。若い頃「眠れずに困ったことはない」のは、むしろ寝不足だったからではないでしょうか。

毎日忙しく過ごしていると、眠りたい時間に布団に入ることはなかなかできないものです。とくに日本人の平均睡眠時間は、欧米と比較して1時間程度少ないと感じているというデータもあります。

短い睡眠時間を、通勤電車で居眠りすることで補っていた、という方もいるでしょう。日本の会社員の通勤時間は、欧米よりもずっと長いですから。

若い頃、たしかに寝つくのは早かったけれども、朝スッキリ目が覚めたという日は、それほど多くはなかったということはありませんか。睡眠のメカニズムと加齢の影響を理解し、これに合わせた睡眠習慣が構築できれば、むしろこれからのほうが充実した睡眠がとれる日が多くなるはずです。

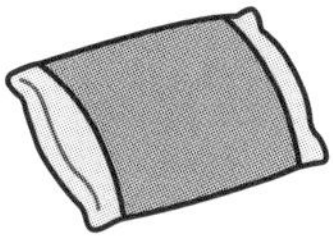

1章

大規模調査でわかった長生き睡眠の新秘訣

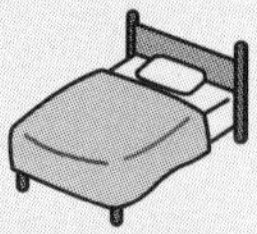

「睡眠の質」とは何か?

眠りが深ければ満足するというのは誤解?!

「睡眠の質が大切」とよくいわれますが、睡眠の質を高めるとはどういうことなのでしょうか。

「質」は、「量」（睡眠時間）のように明確な数値基準で評価することが難しいものを表現する言葉です。そのため、本人の満足度といった主観的評価が反映される評価指標です。

質のよい睡眠を表す言葉として、よく使われるのが「深い眠り」という表現です。眠りの〝深さ〟は脳波を測ることで測定できますが、実際に測定すると、必ずしも**深い眠りの時間が多いほど、被験者の満足度が上がるわけではない**ことがわかります。また、**睡眠薬を使うと満足する方がいますが、従来の睡眠薬の特徴として深い眠りは減ってしまう**こともわかっています。

この捉えどころのない「睡眠の質」を理解するために、私たち国立精神・神経医療研究センター（ＮＣＮＰ）の研究グループは、長生きにつながるかどうかという視点で、睡眠の量と質に関するある調査をおこないました。

こんな誤解をしていませんか?

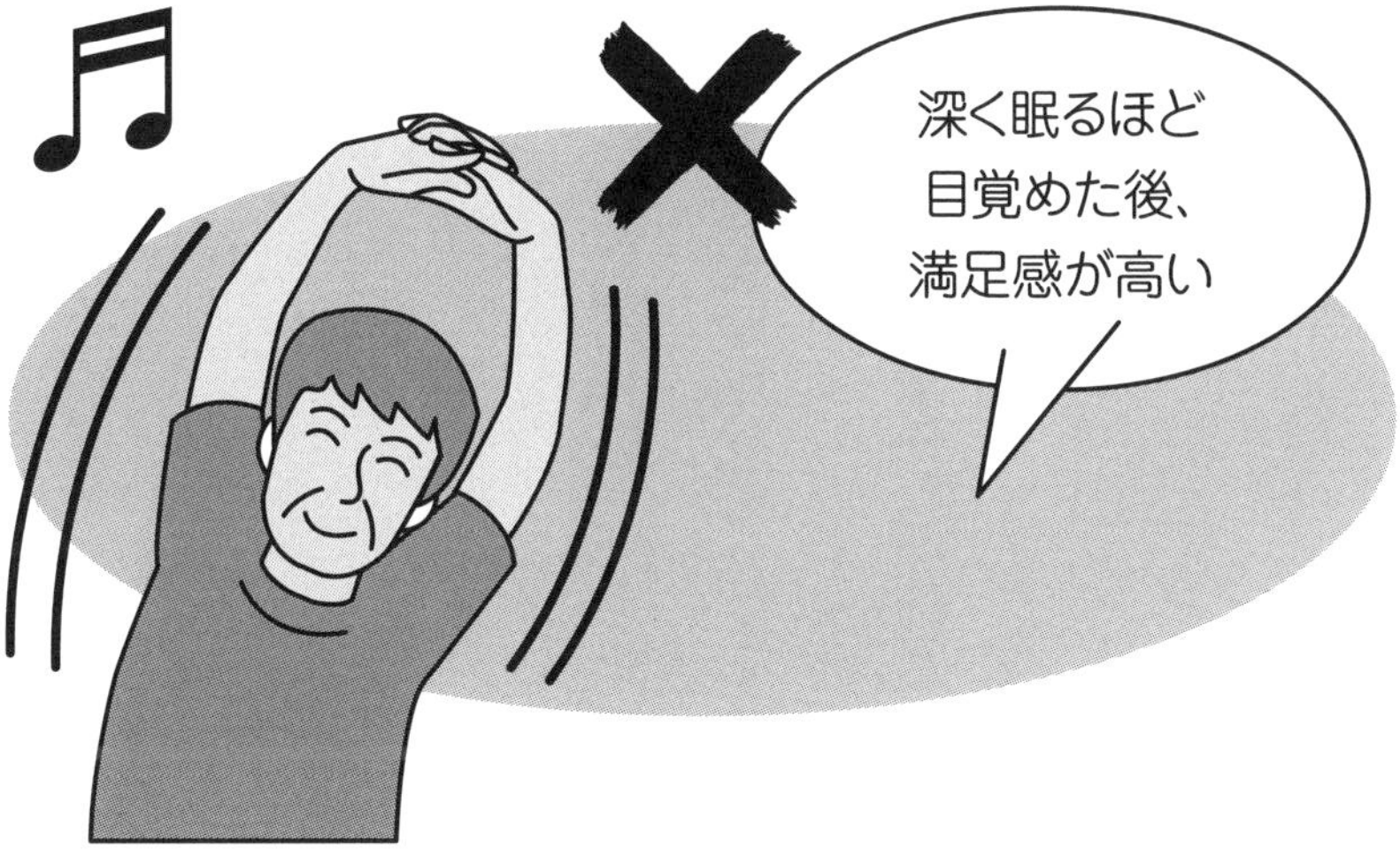

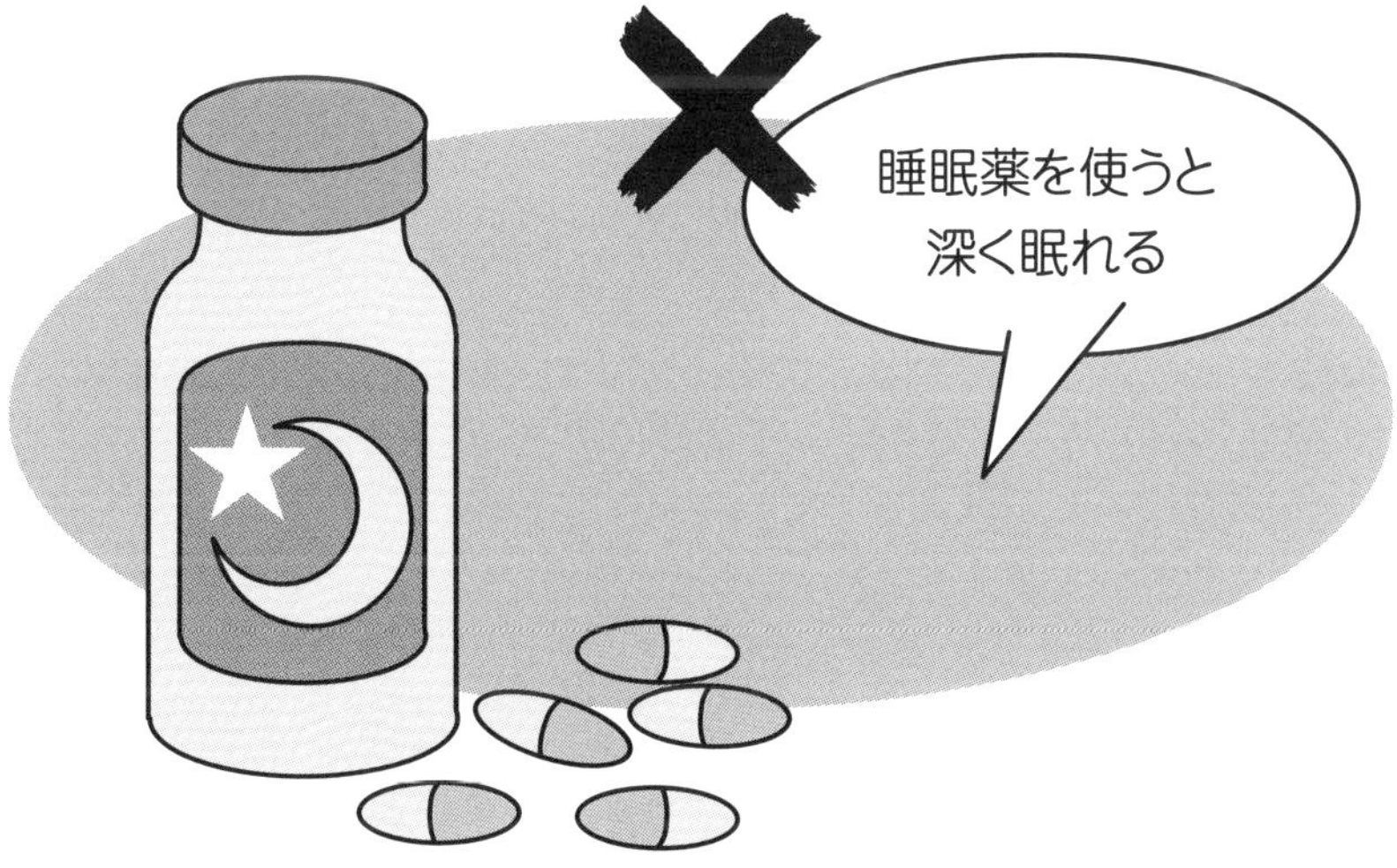

では、「質のいい眠り」は、どうやって測ればよいのでしょう?

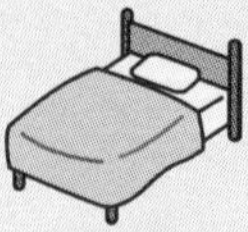

6500人のデータ分析から新事実が！

睡眠と将来の死亡率の追跡調査が示すもの

私たちのおこなった調査は、米国睡眠研究資料（ＮＳＲＲ）に蓄積されたデータをもとに、睡眠と将来の死亡率の関係を調べるというもの。参加者は40歳以後の米国地域住民約６５００人。

睡眠について、主な項目は以下の３つ。

- 睡眠時間：実際に睡眠状態にあった時間（在宅脳波計で測定）
- 床上《しょうじょう》時間：布団に入っていた時間（在宅脳波計で測定）
- 睡眠休養感：朝の目覚めたときの「休まった感覚」を5段階で評価

将来の死亡率については、平均約11年にわたり参加者の健康状態を追跡したデータを用いました。

この調査データのポイントは、実際に携帯型脳波計で脳波を測定することで、自宅での睡眠時間と床上時間を、客観的かつ個別に評価することができたことです。その結果、高齢者の睡眠について、２つの重要な事実がわかりました。

大規模調査の3つのキーワード

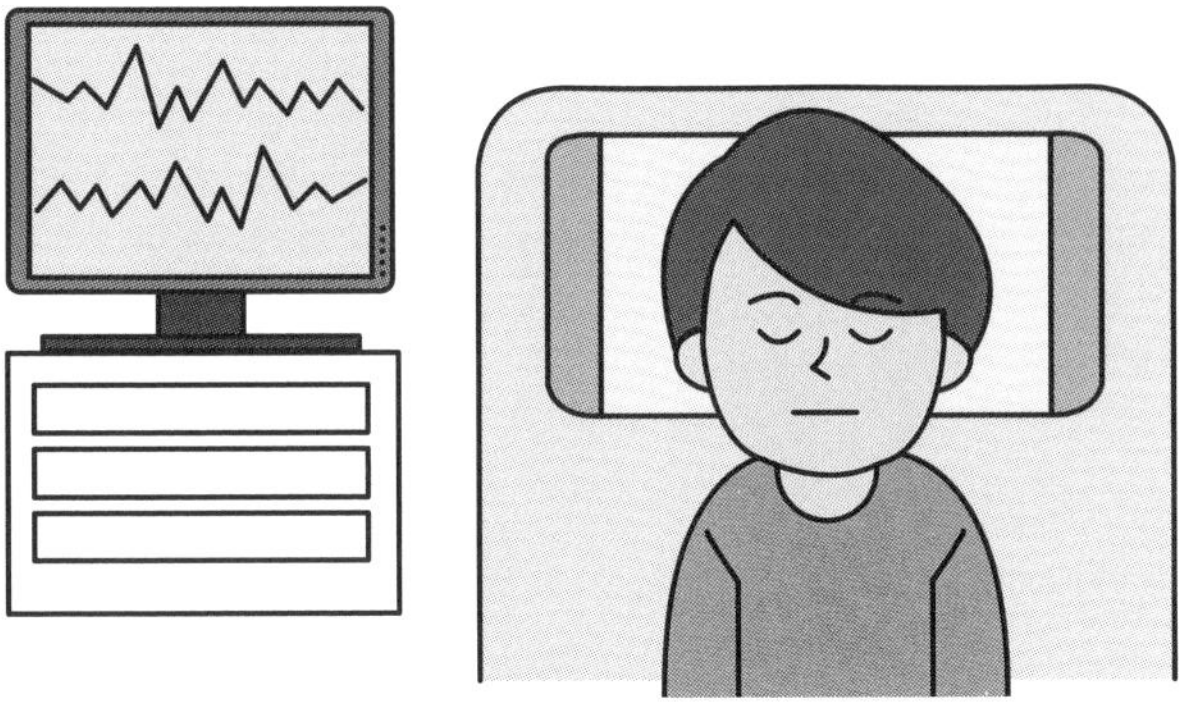

睡眠時間・床上時間を分けて分析する

睡眠休養感（朝目覚めたときの休まった感覚を5段階で評価）

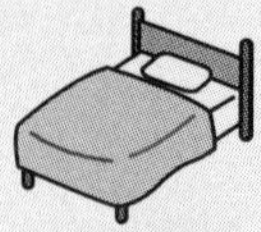

睡眠時間と死亡リスクの関係を比較すると…

働き盛り世代と65歳以上では大きな違いが！

睡眠の量（睡眠時間）と健康との関係に関しては、これまで膨大な量の調査がなされ、**睡眠時間は7～8時間程度を基本として、それより短くても、長くても死亡リスクが高まる**ということがわかっています。

冠動脈《かんどうみやく》疾患、脳卒中、2型糖尿病、うつ病などの発症リスクも高まります。しかし、今回の調査で新たにわかった重要な事実の1つは、65歳以上の場合、睡眠時間が短くても死亡リスクが高まらないということ。

40～64歳の働き盛り世代では、たしかに睡眠時間が短いほど将来の死亡リスクが増しています。ところが、「65歳を過ぎたら8時間も眠る必要はない。6時間程度で十分」ということが裏づけられました。

睡眠時間は個人差が大きく、60代で8時間近く寝ている方もいますが、平均すると6時間を下回り、かつ睡眠時間と死亡リスクの関係は極めて薄いということです。6時間程度眠ることができていれば悩むことはないのです。

若い世代にとって、睡眠不足は大敵だが…

働き盛り世代(65歳未満)

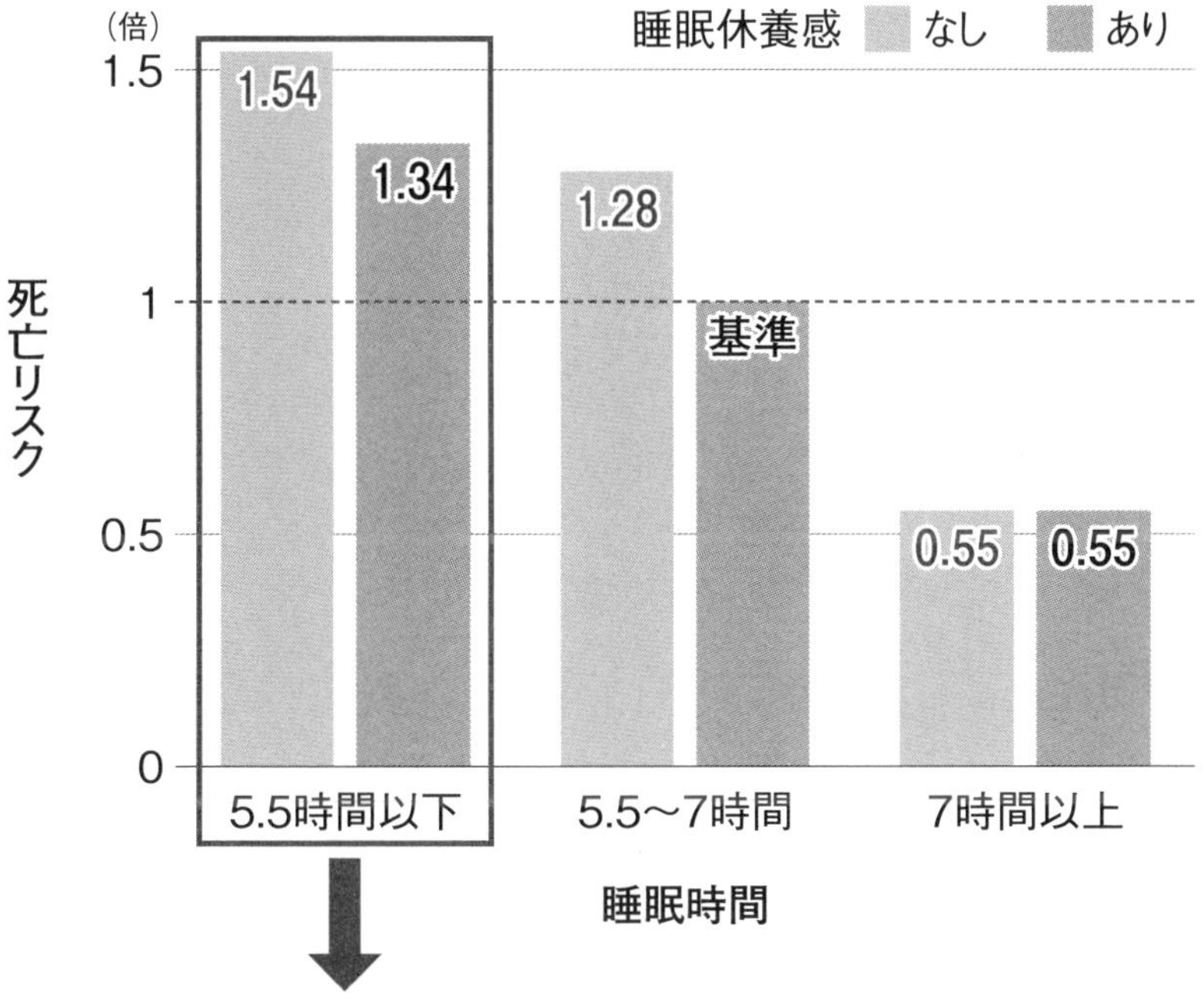

「睡眠時間が5.5〜7時間で、睡眠休養感あり」と答えた人を基準とすると、睡眠時間が5.5時間以下の人は、死亡リスクがアップする。睡眠休養感がある人で1.34倍、ない人は1.54倍と跳ね上がる。

出典:Yoshiike T, et al Sci Rep. 2022

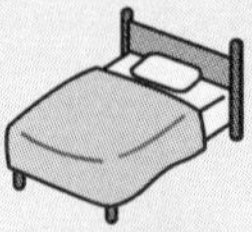

寝床に長居すると長生きできない?!

ポイントは「睡眠時間」ではなく「床上時間」！

この調査でもう1つ、重要なことがわかりました。**高齢者の場合、布団で過ごす時間（＝床上時間）が長いほど、死亡リスクが高くなる**、ということです。従来「睡眠時間は短くても、長くても、死亡リスクが高まる」といわれてきました。今回の調査でも40～64歳については、短時間睡眠の弊害は同様ですが、睡眠時間が長いことは死亡リスクを下げることが新たにわかりました。

なぜ高齢者は、睡眠時間が長いと死亡リスクが高まるのか。今回「睡眠時間」と「床上時間」を分けて評価したこと、かつ年代別に調査したことで、その理由がみえてきました。ポイントは「睡眠時間」ではなく「床上時間」だったのです。高齢者の場合は、**布団に入っている時間が8時間を超えると急激に死亡リスクが高くなる**のです。

従来の調査では「睡眠時間」を被験者の主観評価（「どれだけ寝ていますか？」という質問に答えていただく方法）に頼っていたため、「睡眠時間」と「床上時間」を混同して取り扱っていた可能性が高いというわけです。

布団にダラダラい続けると、高齢者の死亡リスクは上昇

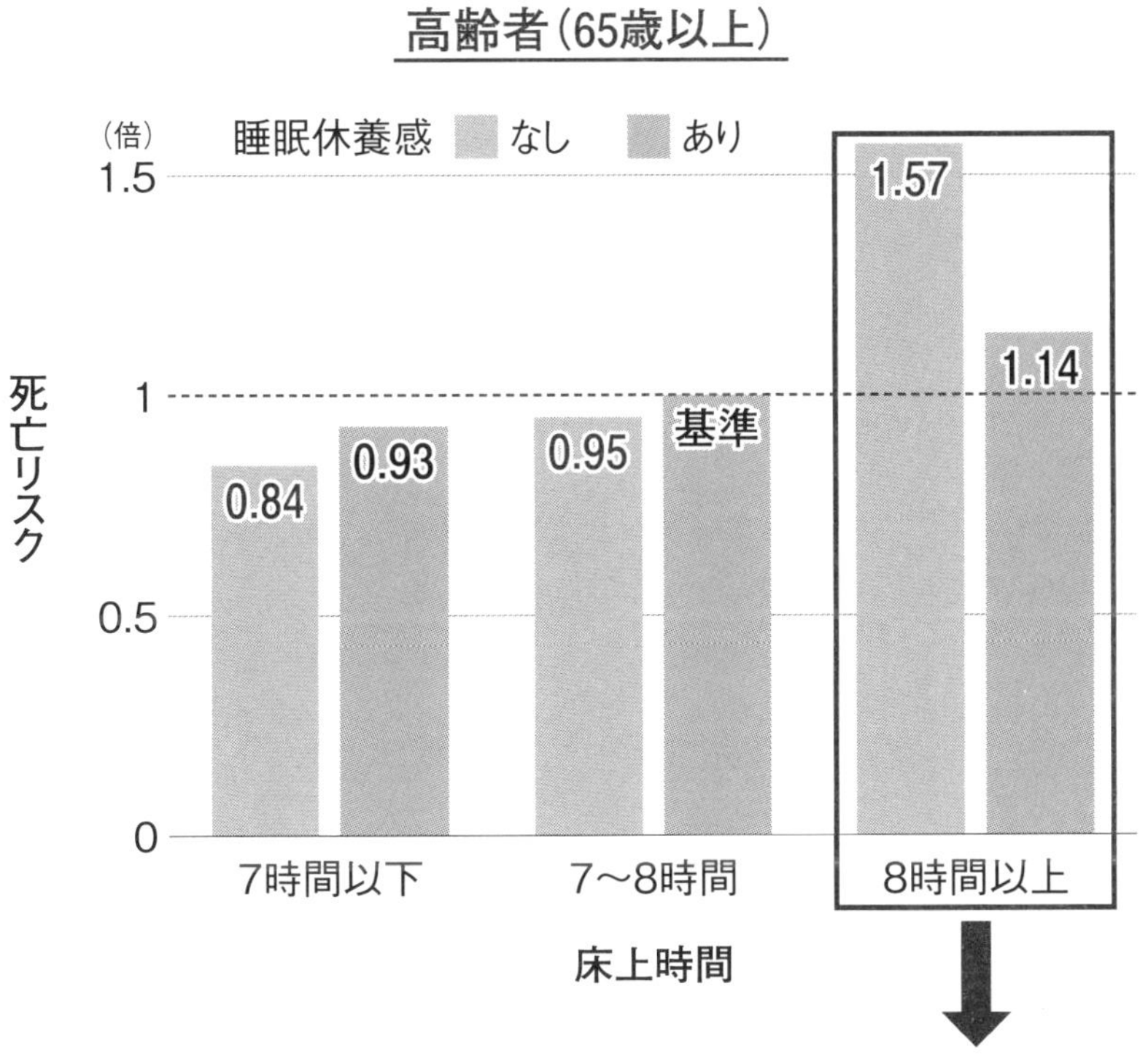

「睡眠時間が7〜8時間で、睡眠休養感あり」と答えた人を基準とすると、睡眠時間が8時間以上の人は、死亡リスクがアップする。睡眠休養感がある人で1.14倍、ない人は1.57倍と跳ね上がる。

出典：Yoshiike T, et al Sci Rep. 2022

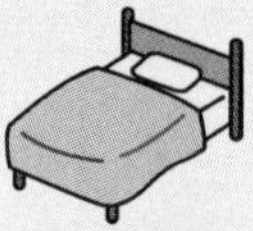

「睡眠休養感」を下げる悪循環とは？

布団でダラダラ過ごすと、眠りが〝薄まる〟

布団に入っている時間が長いと、なぜ死亡リスクが高まるのでしょうか。これは、60歳を過ぎたら睡眠時間は6時間程度で十分なのに、7～8時間も布団に入って眠ろうとすると眠りの質がかえって落ちてしまう（眠りが〝薄まってしまう〟）からだと考えられます。その結果、「寝つきが悪い」「夜中に目が覚める」「朝早く目が覚める」ということが増え、心身が十分に休まらなくなります。

すると、より長く寝ようと床上時間を長くとるようになり、悪循環に陥ります。この悪循環が高齢者の不眠症の入り口になる場合があります。このことは、もう1つの指標である「睡眠休養感」をみてみると、よりはっきりわかります。

床上時間が長いグループでは、睡眠休養感が低い方たちのほうが死亡リスクが高くなっているのです（31ページの図）。布団の中で過ごす時間が多く、**たくさん寝ている（と思っている）のに、心身が休まった感じがしない。そういう人ほど、じつは長生きを妨《さまた》げる**ということになります。

注意したい悪循環

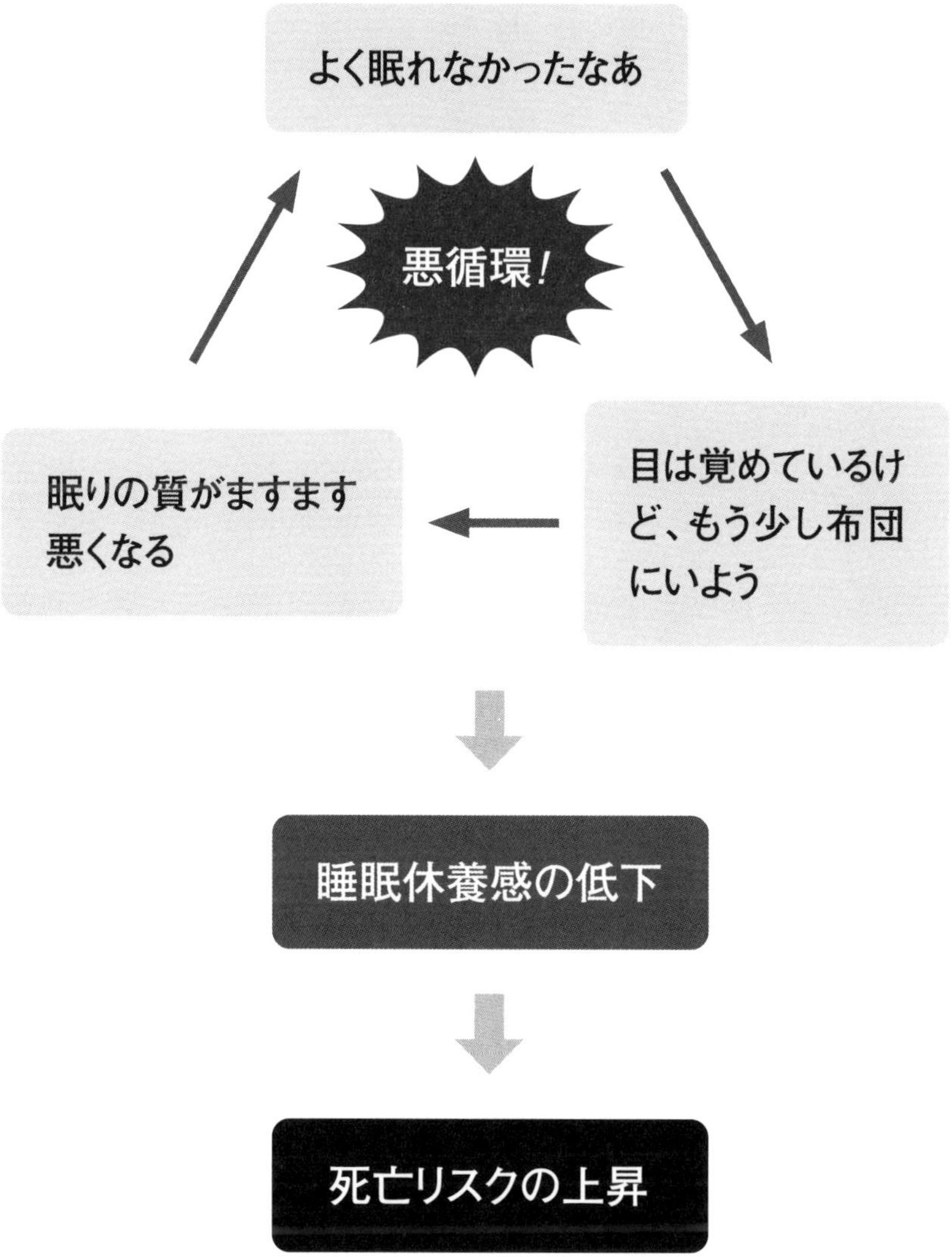
よく眠れなかったなあ
悪循環！
目は覚めているけど、もう少し布団にいよう
眠りの質がますます悪くなる
睡眠休養感の低下
死亡リスクの上昇

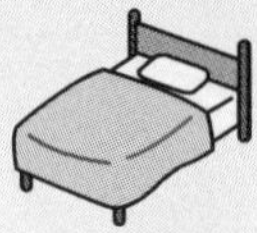

「寝るのをやめる」＝床《しょう》上《じょう》時間を短くする

眠くないのに布団に入ると、満足度が低くなる

調査でわかったキーワードは、「床上時間」と「睡眠休養感」でした。私は、眠れないで困っているというご高齢の方には、「では、寝るのをやめてみましょう」とお伝えすることがあります。これは気軽に布団に入らないようにして、「床上時間」を減らしましょう、という意味なのです。

実際、**「早く眠りたい」「しっかり睡眠をとりたい」と思っている方ほど、眠気がなくても布団に入って〝頑張って寝よう〟とします**。しかし、**これは逆効果なのです**。

毎日8時間必ず寝床にいるという方には、それを6時間程度に減らしてもらいます。これを実行すると、朝起きたときの「睡眠休養感」がだいぶ変わってきます。寝つくまでの時間も短くなります。

〝睡眠で休養がとれた〟という感覚をつかむことができれば、「このくらいで大丈夫」「いや、もう少し寝たほうがよさそうだ」など、自分で適切な床上時間の調整ができるようになります。

布団に入っても眠くならないときは…

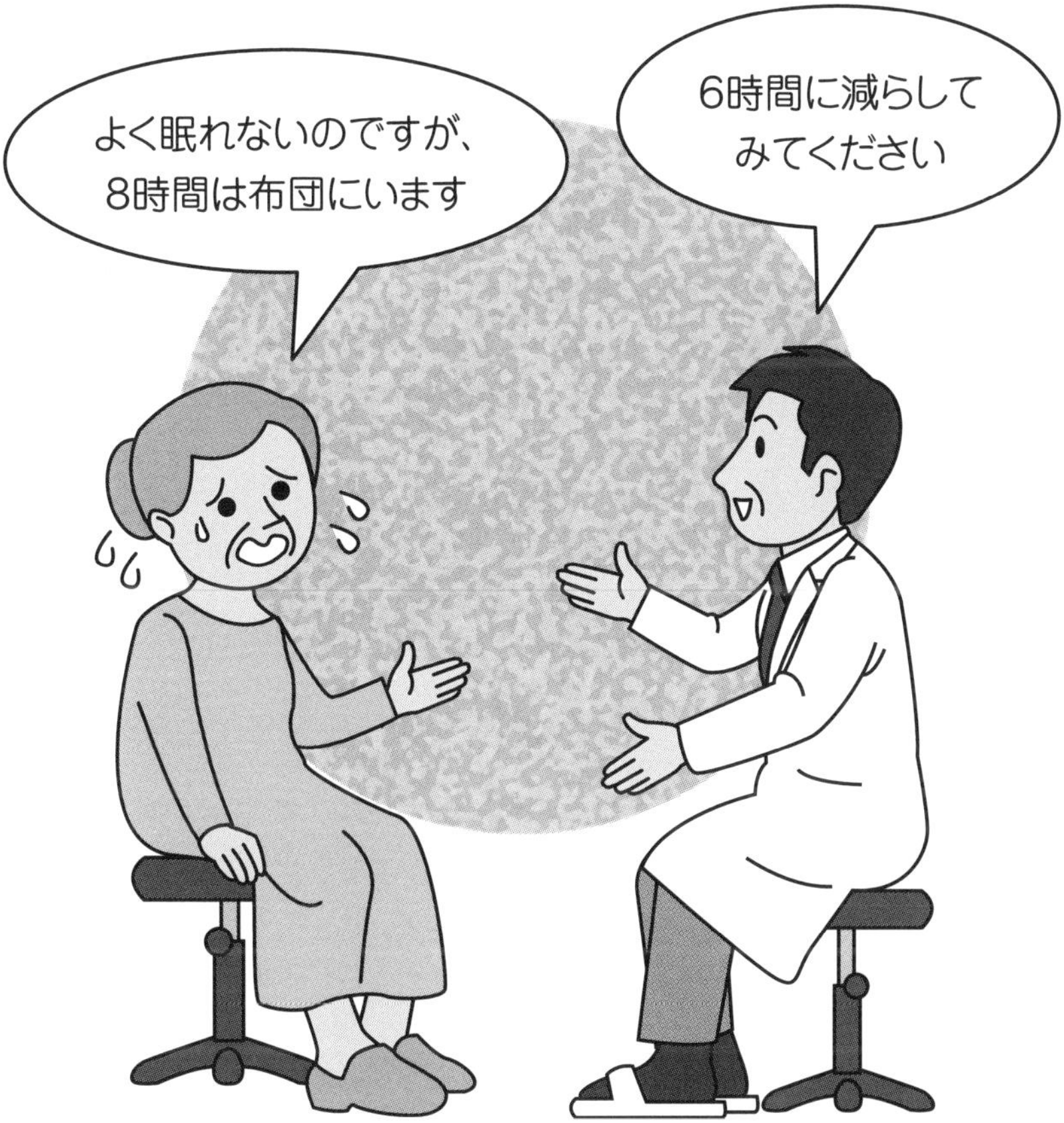

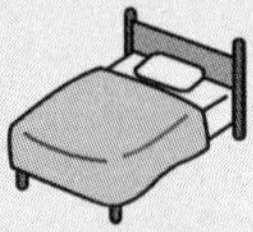

「眠らなくちゃ」と焦《あせ》らない

寝ようと思うほど頭が冴《さ》える「過覚醒《かかくせい》」

眠れない原因の1つは、焦りです。本来、6時間の睡眠で大丈夫なところを、早く寝床で横になって〝頑張って寝よう〟としても当然眠れません。**「眠らなくては」と努力したり、焦ったりすると、よけいに眠れなくなってしまう**。これは不眠症の入り口となる、過覚醒と呼ばれる現象です。

眠ろうと努力するほど、脳の覚醒をつかさどる領域の活動量が上がってしまい、かえって眠りが遠のいていくのです。

また、日頃のストレスの積み重ねも、眠れない原因の1つになっているかもしれません。布団の中で「ああ、あのときこうしておけばよかった」などと、気がかりなことが思い出されてしまい、眠れなくなる。それがさらに焦りを生んで……という悪循環に陥ってしまいます。

夜、布団の中で1日の反省をしない、ストレスは寝床に入る前に何か別の方法で解消しておくということも、睡眠の質を上げる心得の1つです。

眠れないときの「べからず集」

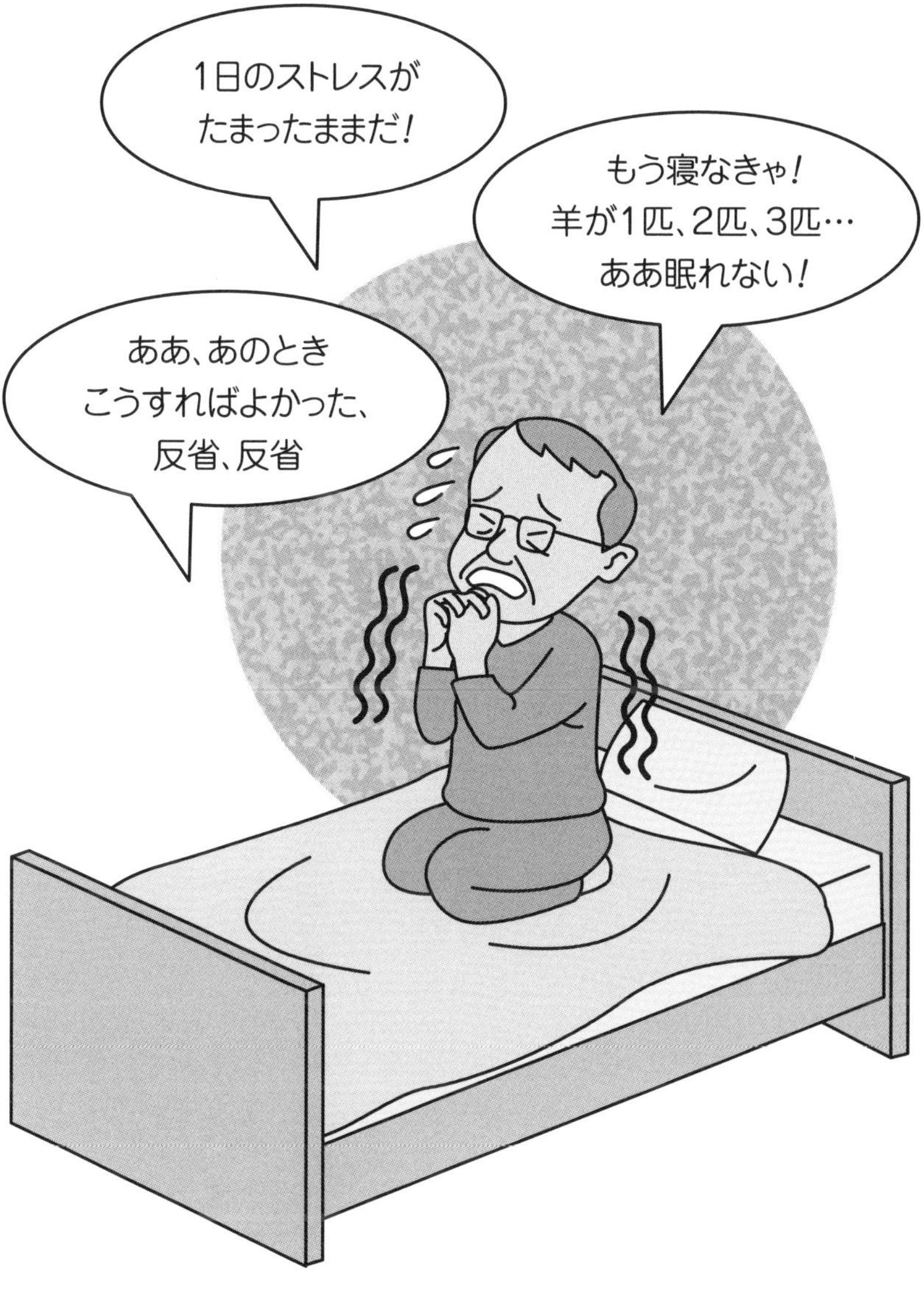

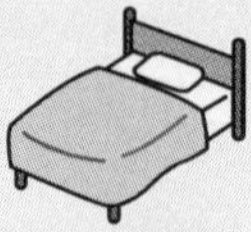

布団に入るのは寝るときだけ

寝床は寝るための場所と習慣づける

欧米では、夜ベッドの上でテレビをみたり本を読んだりするなど、リラクゼーションの時間を楽しむ習慣があるようですが、**布団の中に長くいると、実際に寝ている時間と起きている時間の区別がつきにくくなってしまいます。**

とくに睡眠に問題のない方ならそれでもよいのですが、日頃から「眠れない」「眠りたい」と思っている高齢者の方は、どうしても起きている時間と寝ている時間の区別が曖昧《あいまい》になりがちです。

60代以後の場合は生理的にも、加齢とともに体内時計のメリハリが弱くなっています。そのため、昼間眠くなったり、逆に夜中に何度も目が覚めてしまうこともあります。これは加齢にともなう自然な現象なので珍しいことではありません。

だからこそ、布団に入るのは寝るときだけ。眠くなってから床に入る。睡眠時間＝床上時間が理想です。

「寝る」「起きる」のメリハリをつけよう

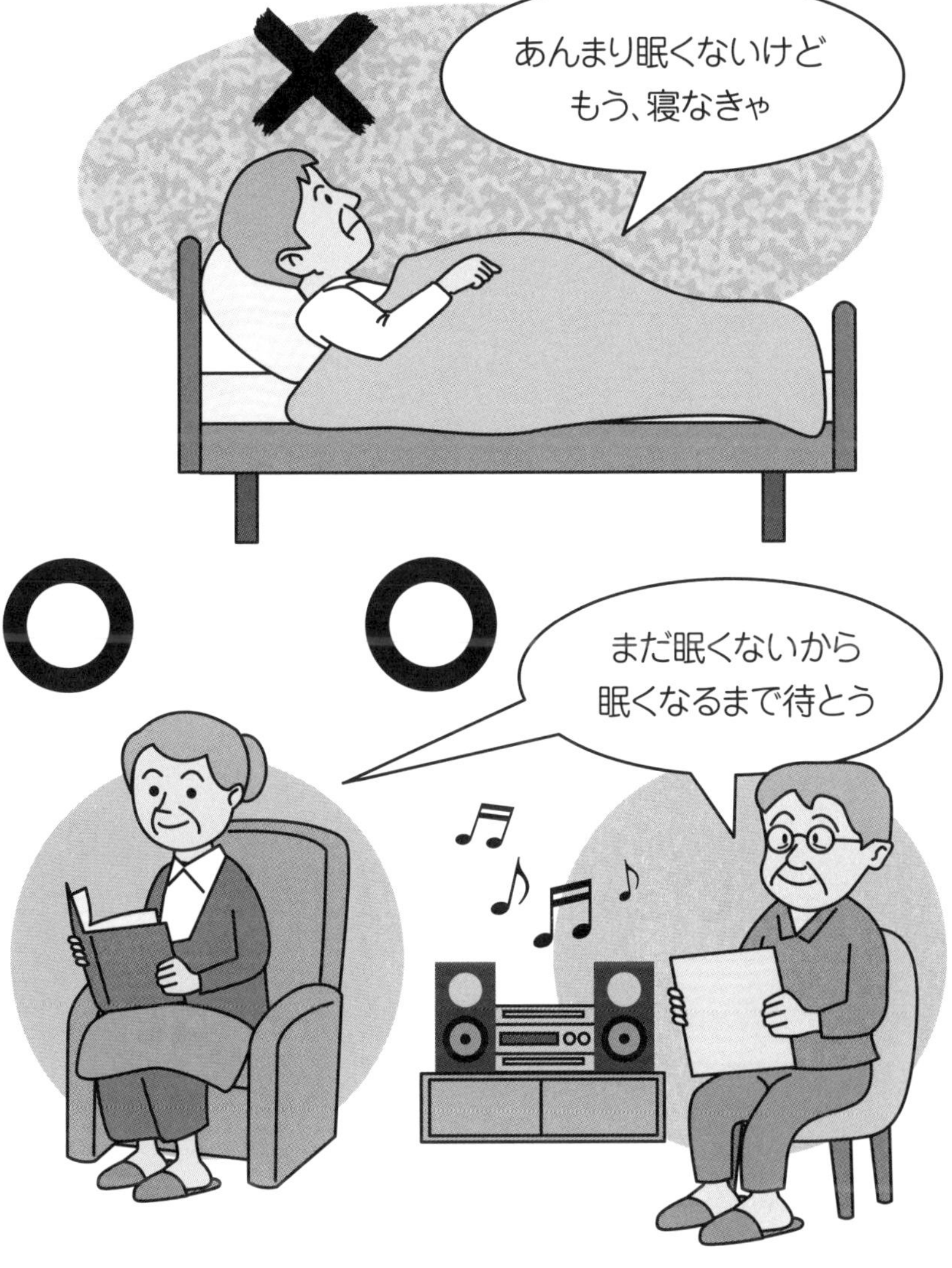

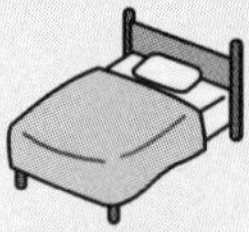

なかなか眠れないなら寝室から出る

布団の中で眠れないクセがついていないか?

うまく寝つくことができても、こんどは夜中に目が覚めて眠れなくなってしまうことがあります。そんなときも、いったん布団から出て居間などで読書などしながら眠くなるのを待つようにしましょう。

眠れない状態のまま寝室で過ごすと、眠れない心理状態が寝室の環境と結びついてしまいます。これは「条件づけ」という生理現象で、〝パブロフの犬〟がベルの音を聞いただけで唾液《だえき》を分泌するのと同じように、寝室をみただけで条件反射的に「過覚醒」状態に誘導されてしまうのです。

極端なケースでは、部屋が暗くなっただけで眠れなくなり、昼間明るいあいだに寝ている、という事例もあります。これは、几《き》帳面《ちょうめん》で「毎日同じ時間に眠らなければ」と思い込んでいる方などによくみられます。

寝室は眠るための部屋と意識して、「寝室で眠れない時間を過ごさない」「布団の中にいる時間を不必要に長くしない」ことを心がけましょう。

眠れなくなる条件反射とは?

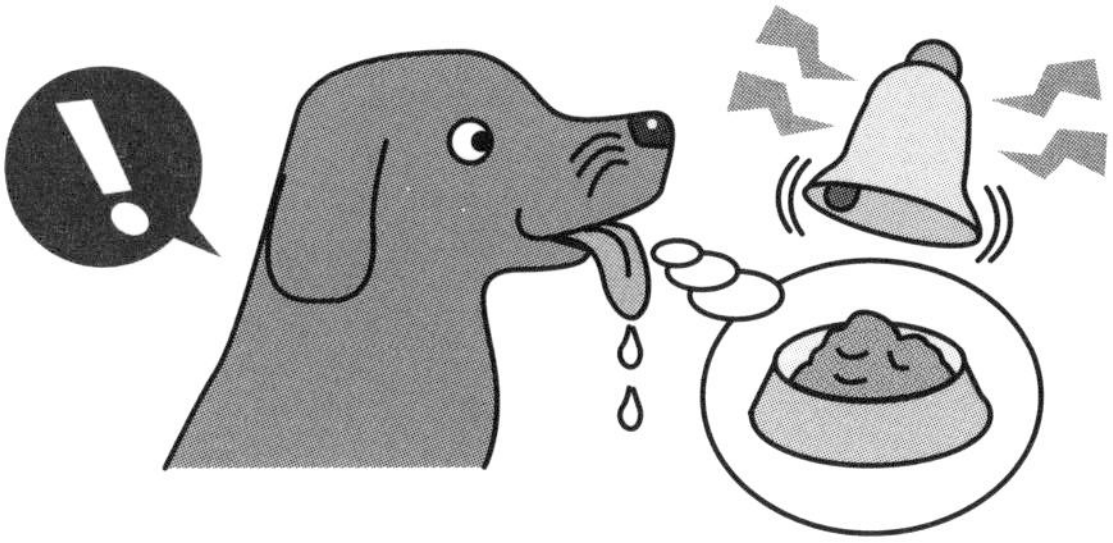

寝室をみると眠れなくなる、という条件反射をつくらないために、
眠れないときは、いったん寝室を出よう!

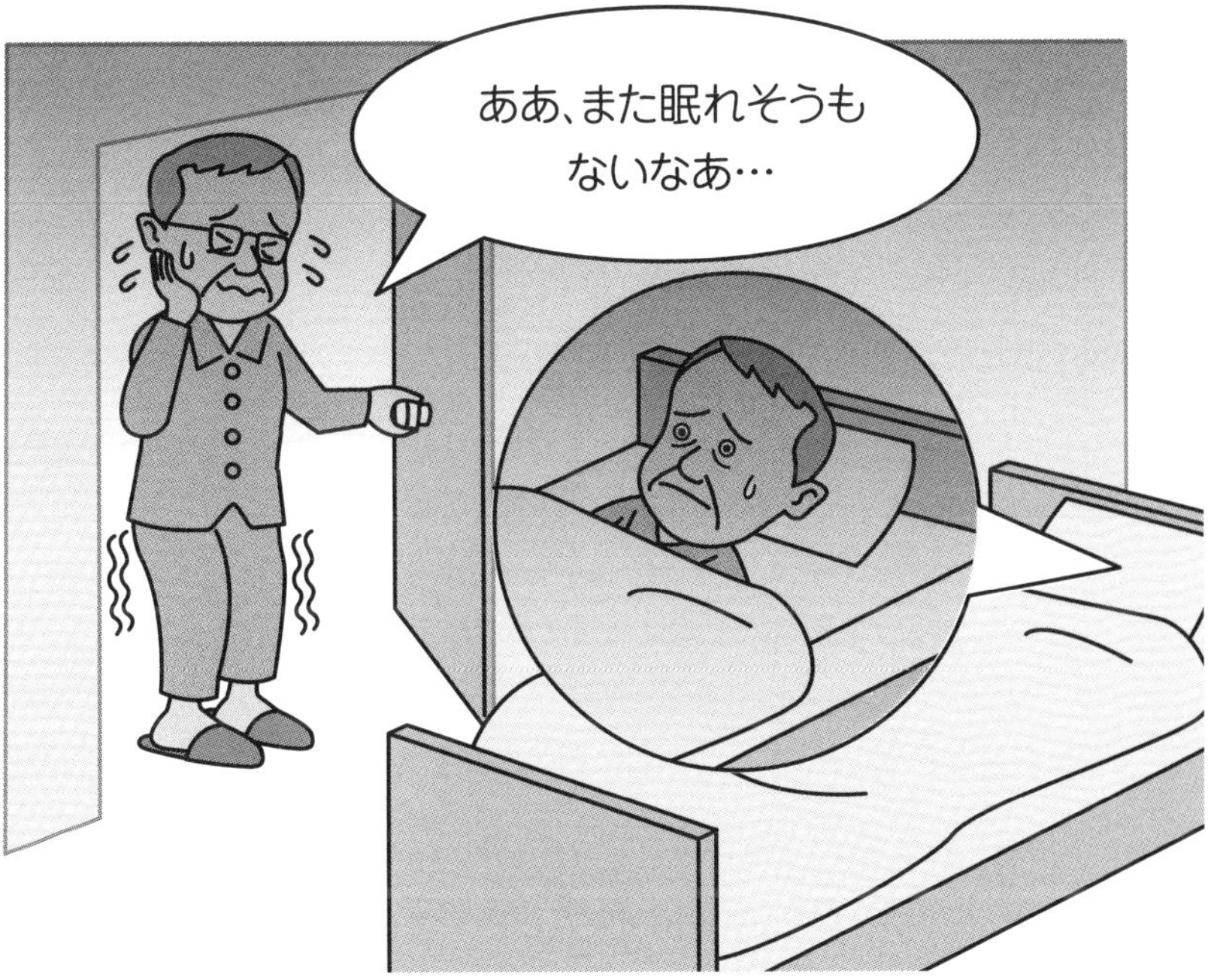

睡眠休養感という指標

リラックスタイム②

今回の調査で注目された「睡眠休養感」ですが、じつはもう20年以上前から、睡眠の評価指標として使われている歴史があります。しかし、従来「睡眠休養感」の低下は、不眠症や過眠症などの疾患にともなって認められる症候と考えられており、一般住民における死亡リスクとの関連性を明らかにしたのは今回の調査研究が初めてです。

今回の調査の特徴は、毎朝起きた直後に、そのとき感じている睡眠休養感を5段階で評価してもらったところです。これにより、直前の睡眠をリアルに反映した評価であると考えられます。

一方で、従来の調査の多くは「この1か月間、睡眠による休養がとれましたか？」という質問を日中に投げかける聞き方なので、そのときの気分や体調によるバイアス（偏《かたよ》り）が強く影響する可能性がありました。

この本を読んで「自分は睡眠休養感が得られているだろうか？」と思ったら、「最近どうだろう？」ではなく、朝起きた直後に「睡眠で休養感を得られたかどうか」確認するのがよいでしょう。

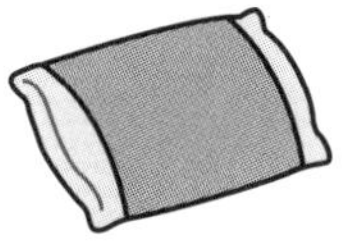

2章

理想の睡眠をもたらす寝室や寝具の常識

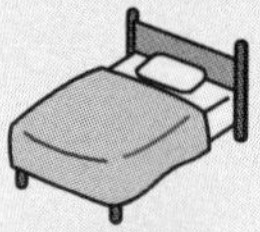

寝室はシンプルなほどよい

テレビ、ラジオ、飲食物は枕元に置かない

布団に入るのは、眠るときだけ。したがって、寝室は眠るためだけの部屋と考え、よけいなものを置かないようにしましょう。

まず、テレビを置かない。夜、テレビをみながら寝るのが好き、という方もいらっしゃいますが、これは生活パターンのメリハリをなくし、布団の中にいる時間を長くする要因になります。

テレビやラジオを視聴するなら居間で。視聴し終わったら寝室へ移動して寝る、という流れが理想です。

また、**枕の横に新聞や読みかけの本、飲食物などを置いている方がいますが、これも理想をいえば、すべてないほうがよい**でしょう。

「寝床で過ごす派」の方の中には、「横になっているだけで疲れがとれる」と思っている人もいるようですが、これは根拠がありません。むしろ前章で示したように、眠っていない時間を布団の中で過ごす（床上時間が長い）ことは、健康にはマイナスなのです。

寝室の「べからず集」

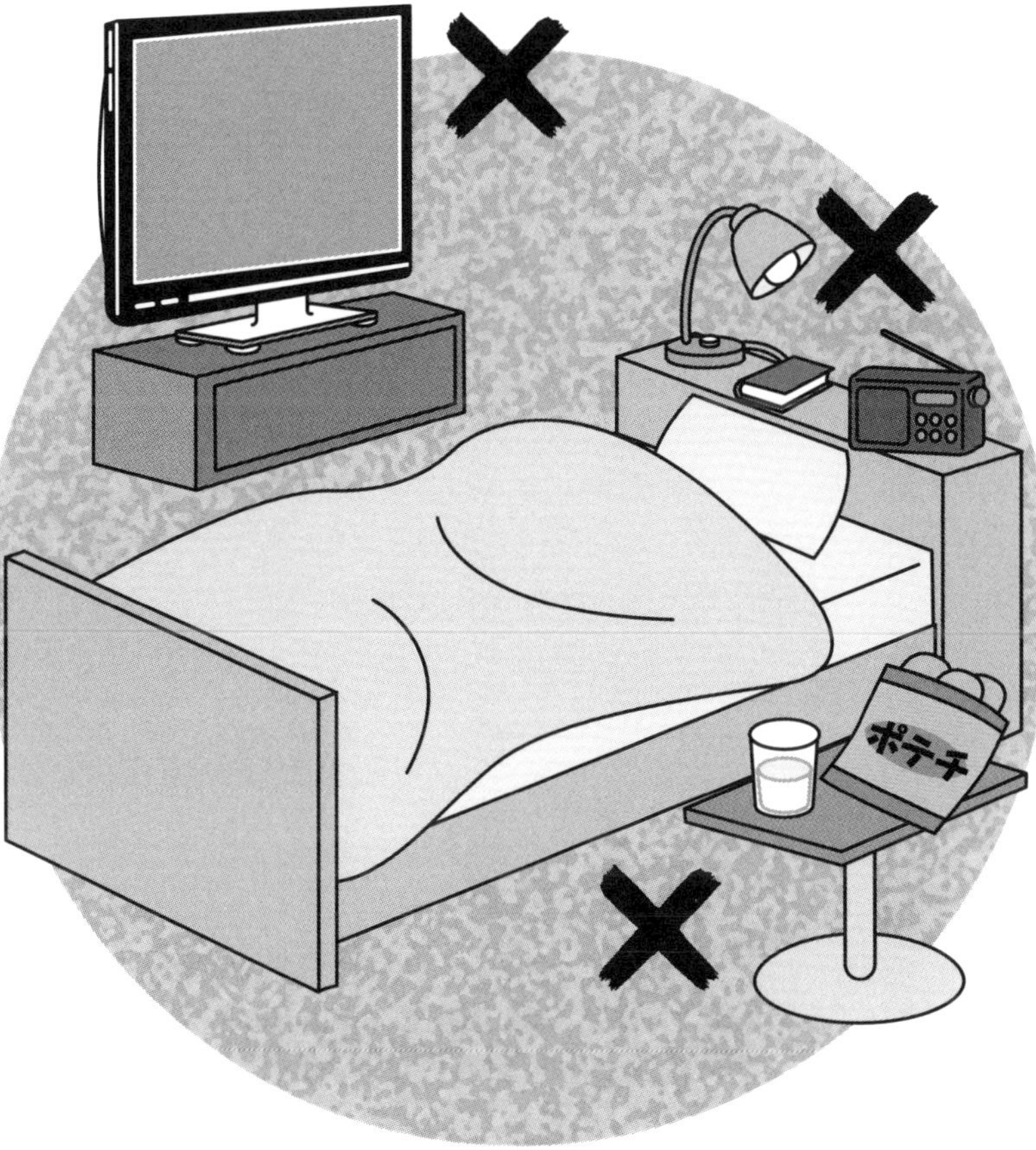

寝室は「寝るためだけのスペース」にしよう！

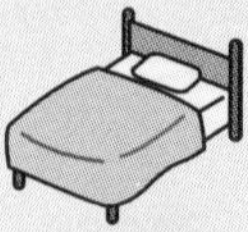

熟睡できる部屋の明るさは？

真っ暗が不安なら間接照明を使う

睡眠の質を上げるためには、まず床上時間を短くすること、そして睡眠休養感を高めることです。とくに睡眠休養感を高めるためには、睡眠に入るとき、あるいはその直前の環境を整えることが大切です。

寝室の明るさについては、**照明はすべて消して、真っ暗にするのが理想的**です。私たちの研究所には睡眠時の脳波などを計測するための隔離《かくり》実験室がありますが、照明を消すと外部からの光は一切入らず真っ暗になります。私も実験中に泊まることがありますが、時間を忘れて熟睡できます。生理的には光の刺激はないほうが、熟睡できるのです。

しかし、睡眠には心理面も影響します。真っ暗だと怖くて眠れない、という方も当然いるでしょう。また、夜中にトイレに起きたときに真っ暗だと、つまずいて転んでしまう危険もあります。そんな場合は、**直接目に入らない、暗めの間接照明で足元を照らすなど工夫し、安心感と両立**させましょう。

寝室の照明を工夫しよう

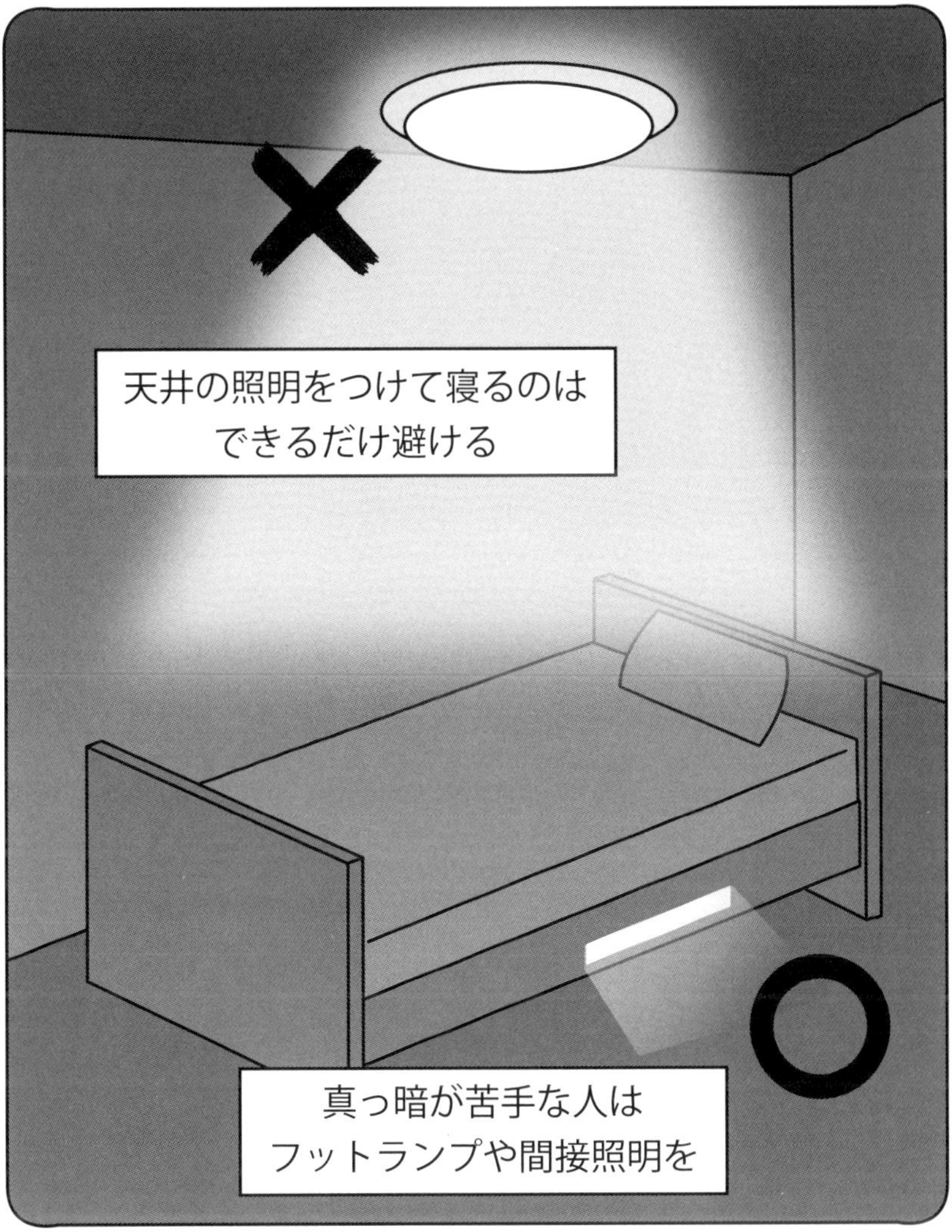

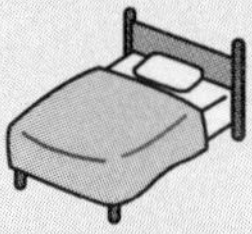

いかにしてリラックスするか？

就寝前のスマホは一長一短、ストレス解消も大切

夜、寝床でスマートフォンをみる習慣のある方が増えてきました。スマートフォンの画面から発せられる光に含まれる波長の短いブルーライトは、体内時計の進みを遅らせ、入眠を妨げます。しかし一方で、スマートフォンをみることが、ストレス解消になることを示す調査結果も存在します。つまり、寝る前にスマートフォンをみる習慣には、寝つきの問題と精神健康面で、相《あい》矛盾《むじゅん》する側面があるのです。

生体の活動には、自律神経＝交感神経と副交感神経のバランスが影響します。昼間は交感神経が血圧を上げ、精神活動を活発にします。夜になると副交感神経が優位になり、呼吸や心拍数を下げ、自然な睡眠をもたらします。

副交感神経が優位な状態とは、いわゆるリラックスした状態です。照明や騒音など生理的な刺激を減らしたうえで、リラックスできることが大切です。そのほか、**アロマオイルを焚《た》く、静かに小説を読む、小音量で穏やかな音楽を聴くなど、リラックスできる自分なりの入眠環境を整えることが睡眠の質を高める**ことにつながります。

交感神経と副交感神経の特性

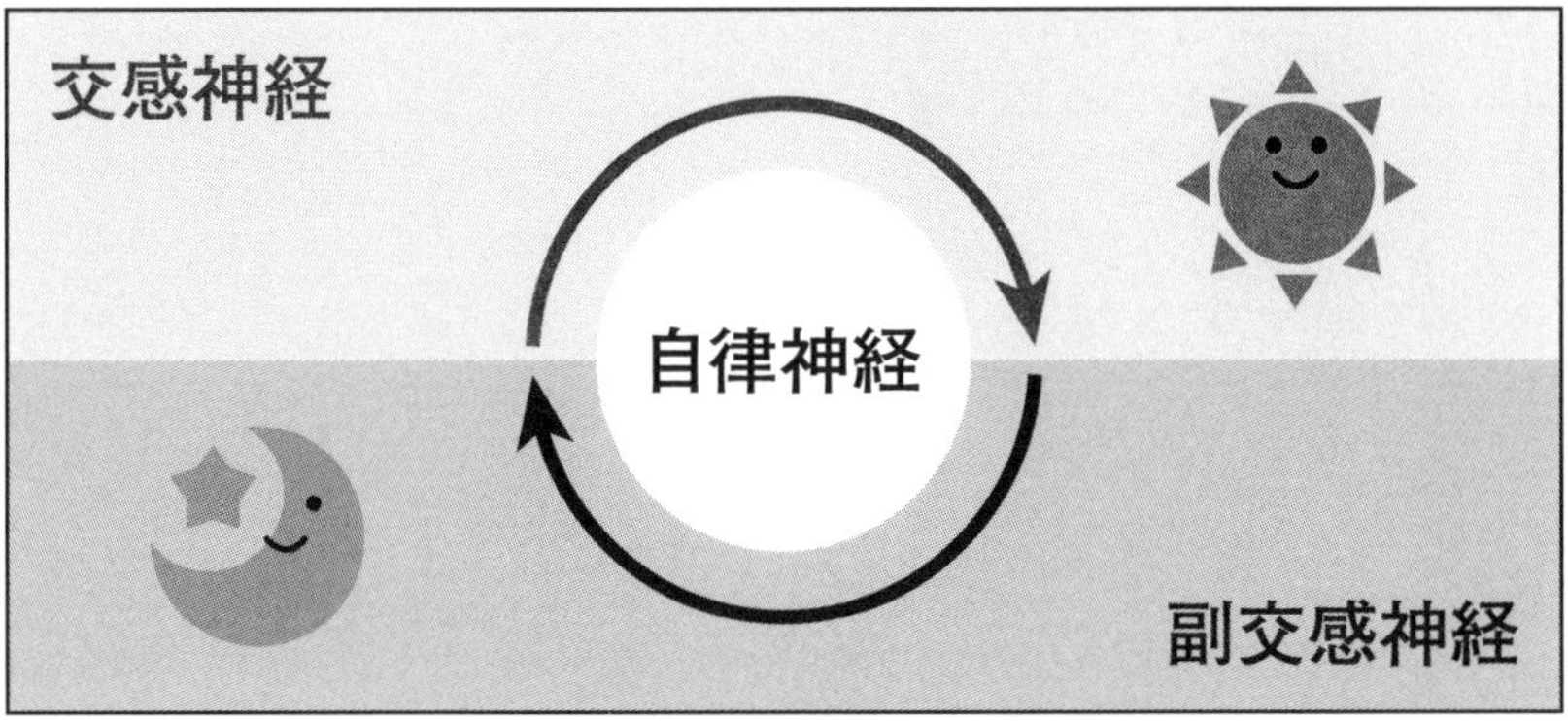

通常は、日中は交感神経が、夜間は副交感神経が優位になる

交感神経		副交感神経
緊張		リラックス
上昇する	血圧	下降する
収縮する	血管	拡張する
促進する	発汗	抑制する
速い	心臓の拍動	ゆっくり
ゆっくり	胃腸の動き	活発

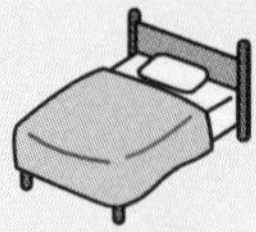

エアコンはつけたままで

タイマーで寝つくまで涼しく、では不十分

寝室では、夜間はエアコンはつけっぱなしが正解です。

高齢者は、「エアコンは体に悪いので、なるべく使わないほうがよい」と思っている方も多いですが、睡眠の観点からいうと、これは間違い。寝室は一晩中、生理的に心地よい温度に保っておきましょう。

夏場は、**「タイマーで寝つくときだけ涼しくする」という方もいますが、これでは夜中にタイマーが切れて暑くなり、中途《ちゅうと》覚醒《かくせい》が増え、睡眠の質が低下する**ので、おすすめできません。

温度とともに、湿度にも気を配っておくことも大切です。とくに夏場は高温多湿になりやすいので要注意です。湿度が上がると、体感温度も上がってしまいます。反対に冬のあいだはしっかり加湿すると、体感温度が上がり温かく感じられます。

エアコンの除湿機能（夏）や加湿器（冬）などを上手に使って、寝室の温度と湿度をバランスよく調整することが大切です。

寝室の温度・湿度を上手に管理するには?

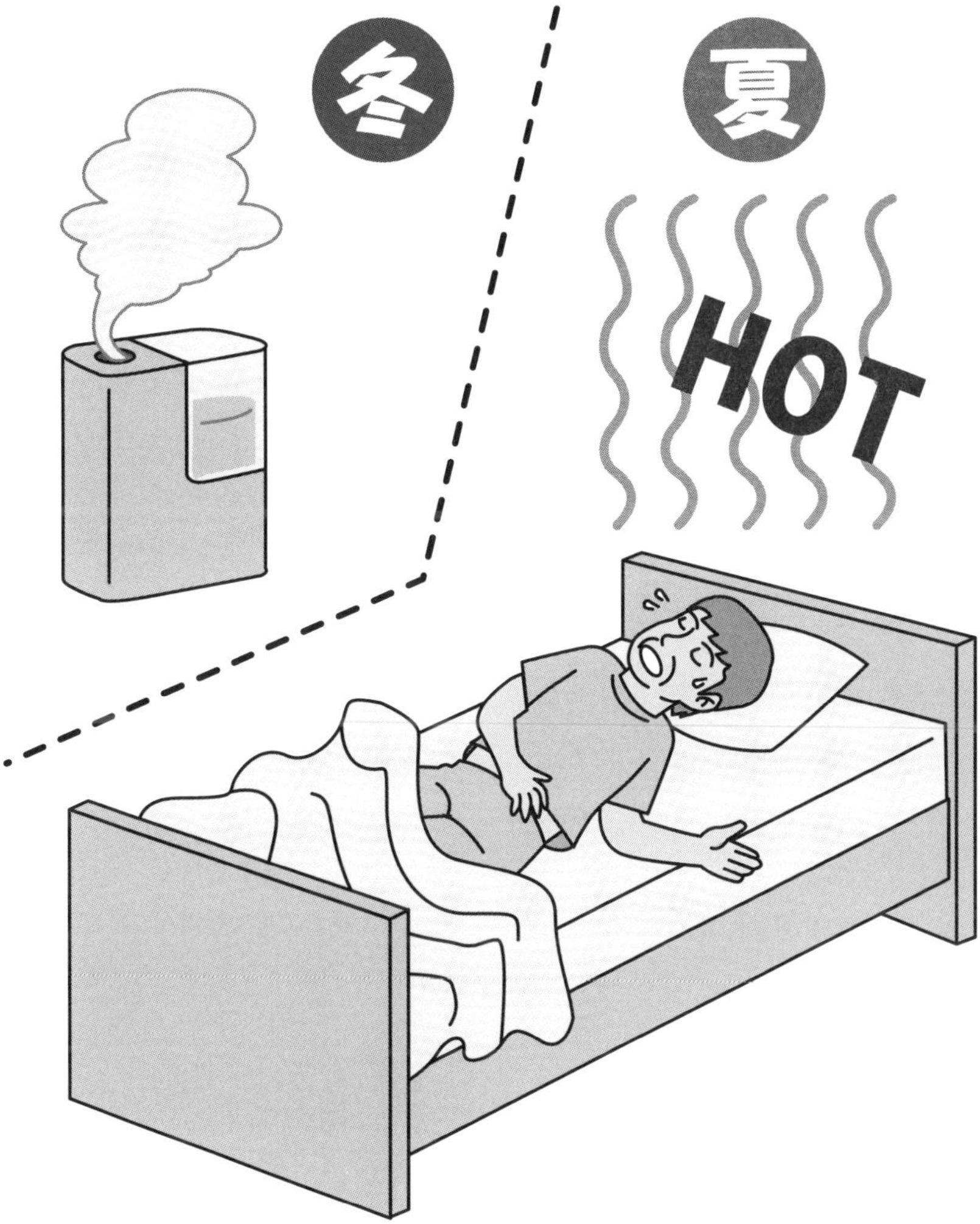

夏場は、タイマーは使わず、就寝中は適切に冷房。
冬場は、加湿器を上手に使って体感温度を上げましょう

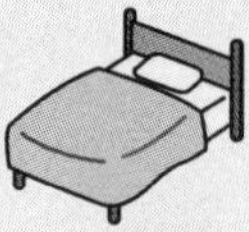

掛け布団はなぜ2枚以上がいいのか？

入眠時は温かく、その後は調節できるように

睡眠時の環境は、朝まで快適さを持続することが大切です。そのためにも、**掛け布団は厚手のもの1枚ではなく薄手のものを複数枚重ねて使用し、調整ができるように**しましょう。冬の寒い時期に、室温が低いとなかなか寝つけないからと、厚めの布団で寝ようとした結果、夜中に暑くなりすぎて、かけていた布団をはいでしまったことはないでしょうか。これではいけません。

寝つくまでは、末梢《まっしょう》の毛細血管を広げるために温かくすることが必要です。血管が広がると、こんどは寝ているあいだに熱が放出されますが、暖かすぎると熱の放出がうまくいかなくなります。そこで掛け布団１枚ではなく２枚以上を重ねて使用していれば、１枚だけを取り除くなどの調整が可能になります。

温かい靴下をはいて寝る方もいらっしゃると思いますが、これも同様に、夜中に簡単に脱ぎ捨てられるような弾性のある緩い靴下を使用することをおすすめします。手足の末梢毛細血管は放熱機能に大きく関与するからです。

冬場に厚手の布団1枚で寝るのは避けよう

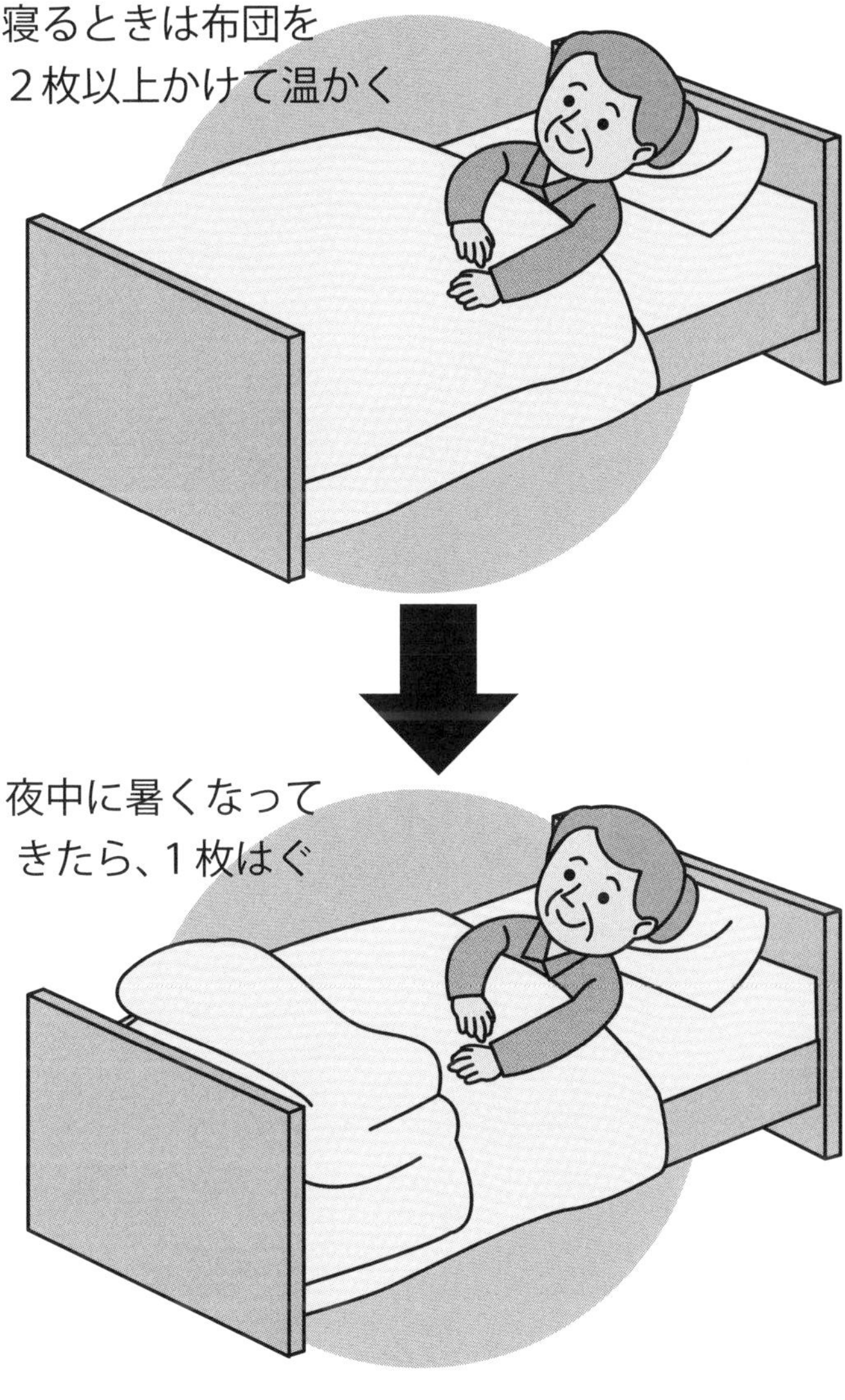

日本の住宅は明るすぎる

リラックスタイム③

寝室に限らず、一般に日本の住宅は、欧米に比べて部分照明が明るすぎるといわれています。

日本の住宅では、天井から強い光で全体を照らす場合がほとんどですが、欧米ではスタンドライトなどの部分照明が一般的です。

通常、昼間は窓から自然光が入りますが、夕方以降は部屋全体が薄暗い中で生活します。手元を照らすスタンドがあれば、読書などにも支障はありません。

また、昼間は散歩などをして太陽の光をたっぷりと浴び、夕方以降は部分照明の落ち着いた雰囲気のリビングでくつろぐ、というのが欧米のライフスタイルです。

睡眠の質という観点からいえば、欧米スタイルのほうが理にかなっています。日本の明るすぎる住空間が、睡眠の質を悪くしているという面もあるのではないかと私は考えています。

寝室だけでなく、日中から就寝前の生活環境・習慣も意識してみると、さらに豊かな眠りを得られるかもしれません。

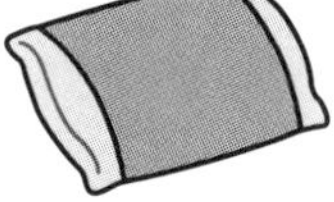

3章

寝つきがよくなる
生活新習慣のススメ

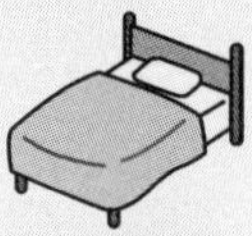

年齢に合った運動を

布団の中での長居と運動不足の関係とは

床上時間が長いと健康によくないという理由の1つに、床の上で過ごす時間が長くなる分、昼間活動している時間が相対的に減り、1日の運動量が減ってしまう、ということもあります。運動量が減れば、恒常性維持のメカニズムから、体が必要とする睡眠量が減るため、眠くなりにくいのです。

「健康のために適度な運動がよいことは知っている、でも思うように体が動かなくて」という声もよく聞きます。もちろん、60歳を過ぎたら20代の頃と同じようには動けないのは当然。しかし、だからといって運動をあきらめることはありません。**60代でも70代でもその年齢にあった運動のしかたがあります**。

脳を使うことも重要です。体の中で最もエネルギー消費率が高いのは脳だといわれています。将棋のプロ棋士が対局の途中で〝おやつタイム〟をとるのも、脳のエネルギー補給をするためです。脳を使うのも運動のうち。そんなことも意識して、活動時間を増やしていくとよいでしょう。

体・脳の運動と睡眠の関係

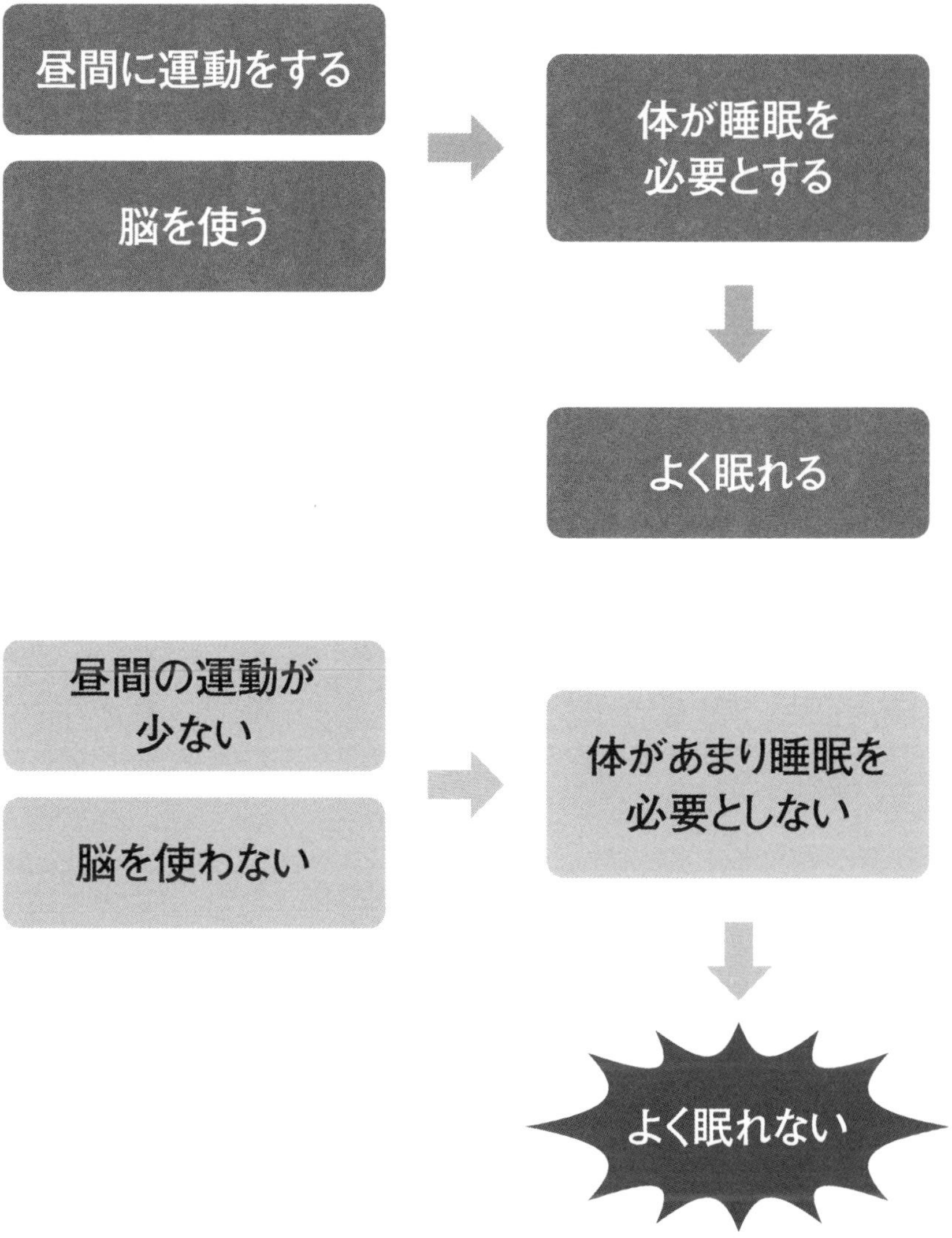

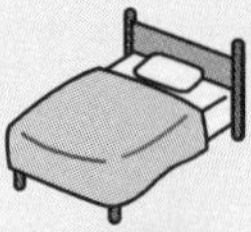

睡眠に最適な運動はあるか？

睡眠のため、と考えずに楽しむことが重要

ジョギングのような有酸素運動、筋トレのような無酸素運動、テニス、ゴルフ、ストレッチ、あるいは将棋やパズルのような〝脳の運動〟……どのようなタイプの運動が睡眠によいのか、明確な答えを導き出すデータは、いまのところありません。条件を揃えて比較することが難しいからです。

どのようなタイプであっても、運動は睡眠のためには好ましいのですが、1ついえることは、**楽しくなければ続かない**ということです。

たとえば、1人で黙々とウォーキングをしていると、「今日はこのくらい歩いた、これで眠れるようになるだろうか」などと考えてしまいがちです。

それよりも、**運動そのものを楽しむ、なるべく睡眠に悩まない時間を増やす**、ということも大切です。

新しいスポーツや趣味を始めたら、それが楽しくてしょうがない、寝る時間がもったいない……となれば、それだけで睡眠の悩みは解消に向かうはずです。

運動を睡眠につなげる考え方のコツ

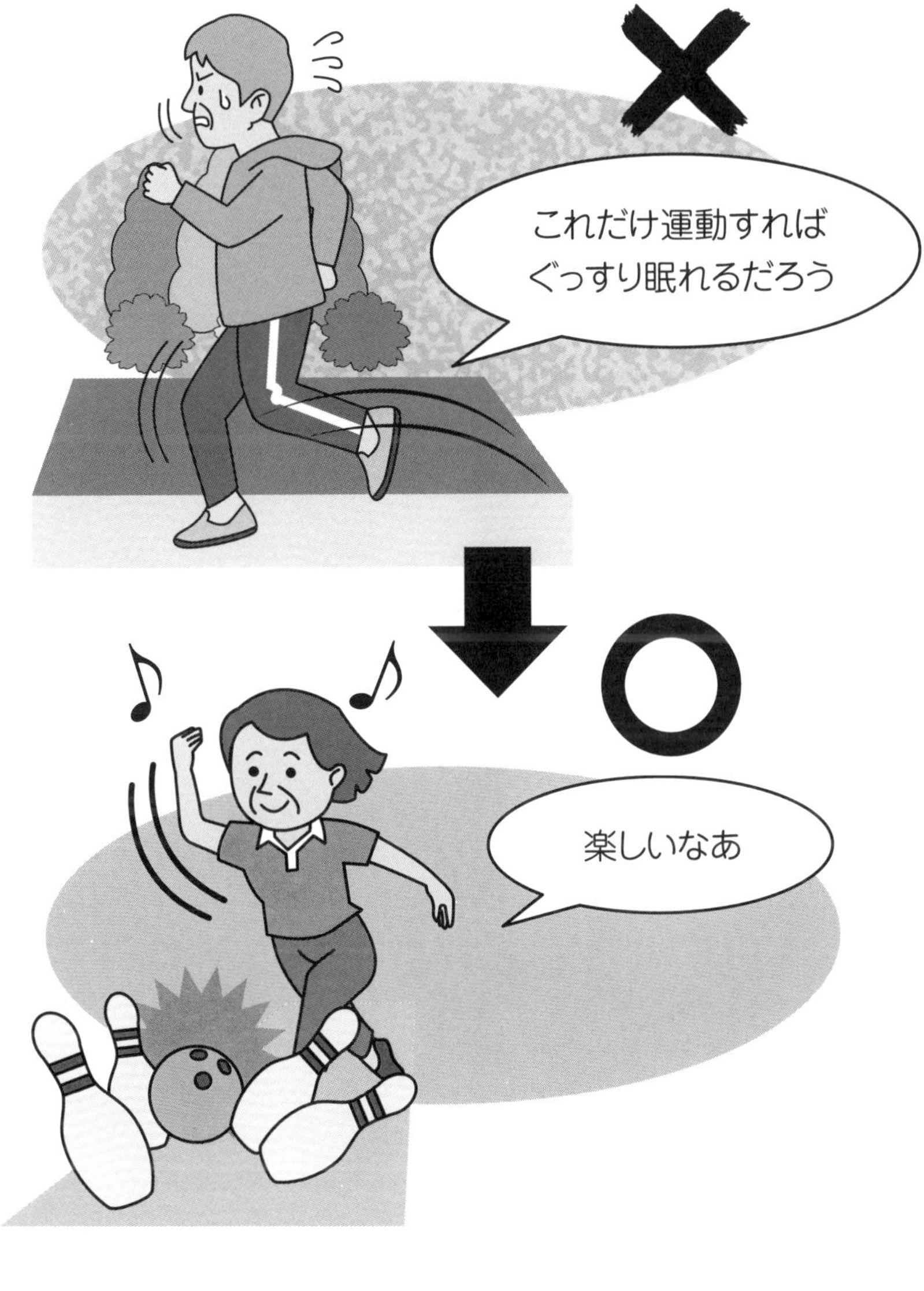

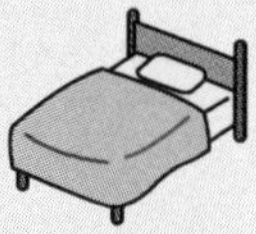

コミュニケーションをともなった運動習慣を

「1人で黙々と」より「仲間と楽しく」

私がおすすめしているのは、コミュニケーションをともなった運動、要は仲間といっしょに楽しく体を動かしましょう、ということです。

たとえば、朝の公園に集まって太極拳《たいきょくけん》をする。ゴルフやゲートボールをする。家族と犬の散歩でもいいでしょう。

こうした**仲間と集まってコミュニケーションをとりながらおこなう、リラクゼーションを兼ねた運動**は、とても効果があるのです。

とくに日本人の場合、加齢とともにこのようなコミュニティに参加するということが苦手になるといわれています。

しかし、こうした交流が増えると、睡眠によいだけではなく、健康寿命も延びることを示すデータもあります。

このようにコミュニケーションをともなった運動を、月に1度程度ではなく、**できれば週に数回、ライフスタイルに組み込む**ことが大切です。

生活習慣に取り入れたい運動とは

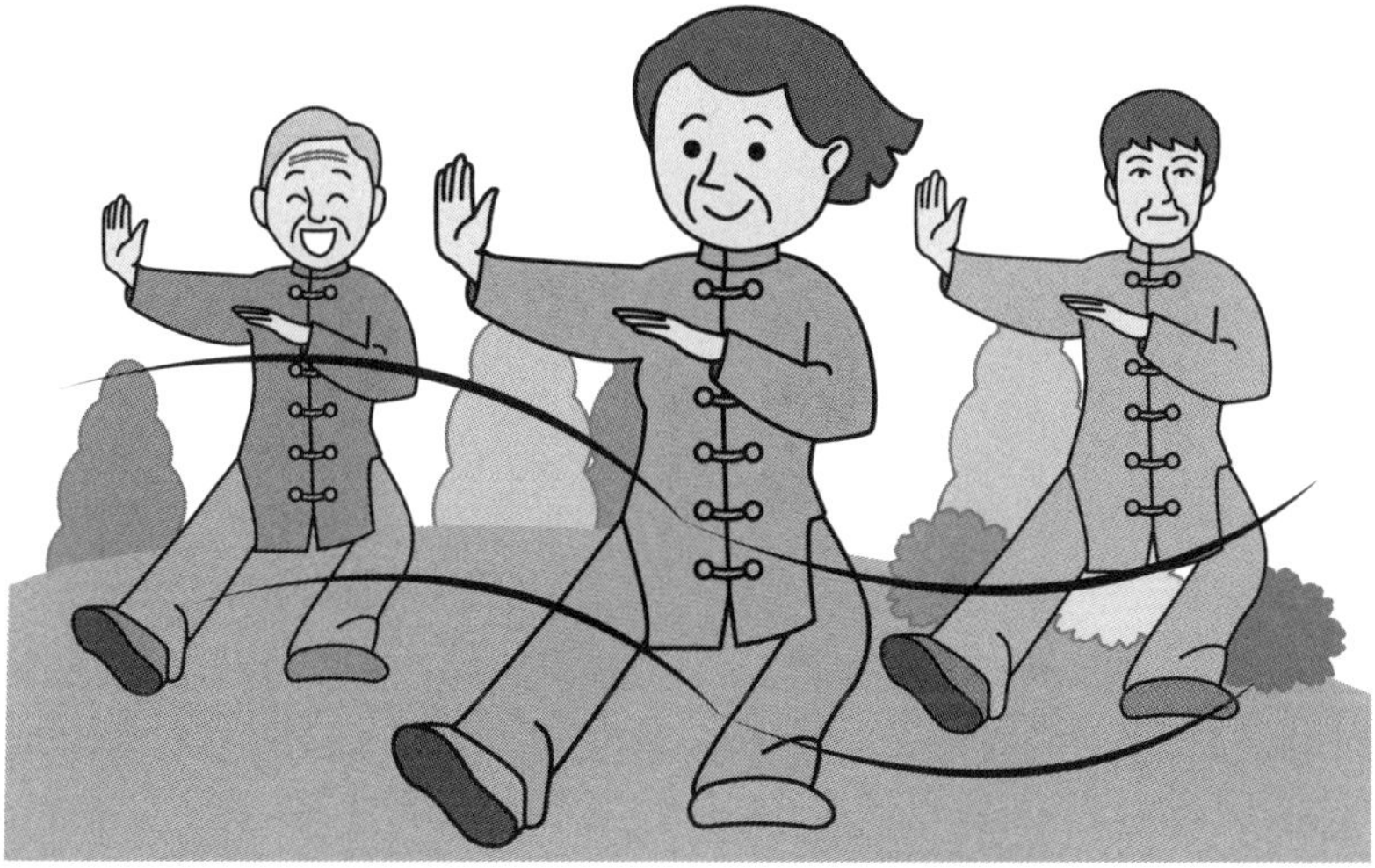

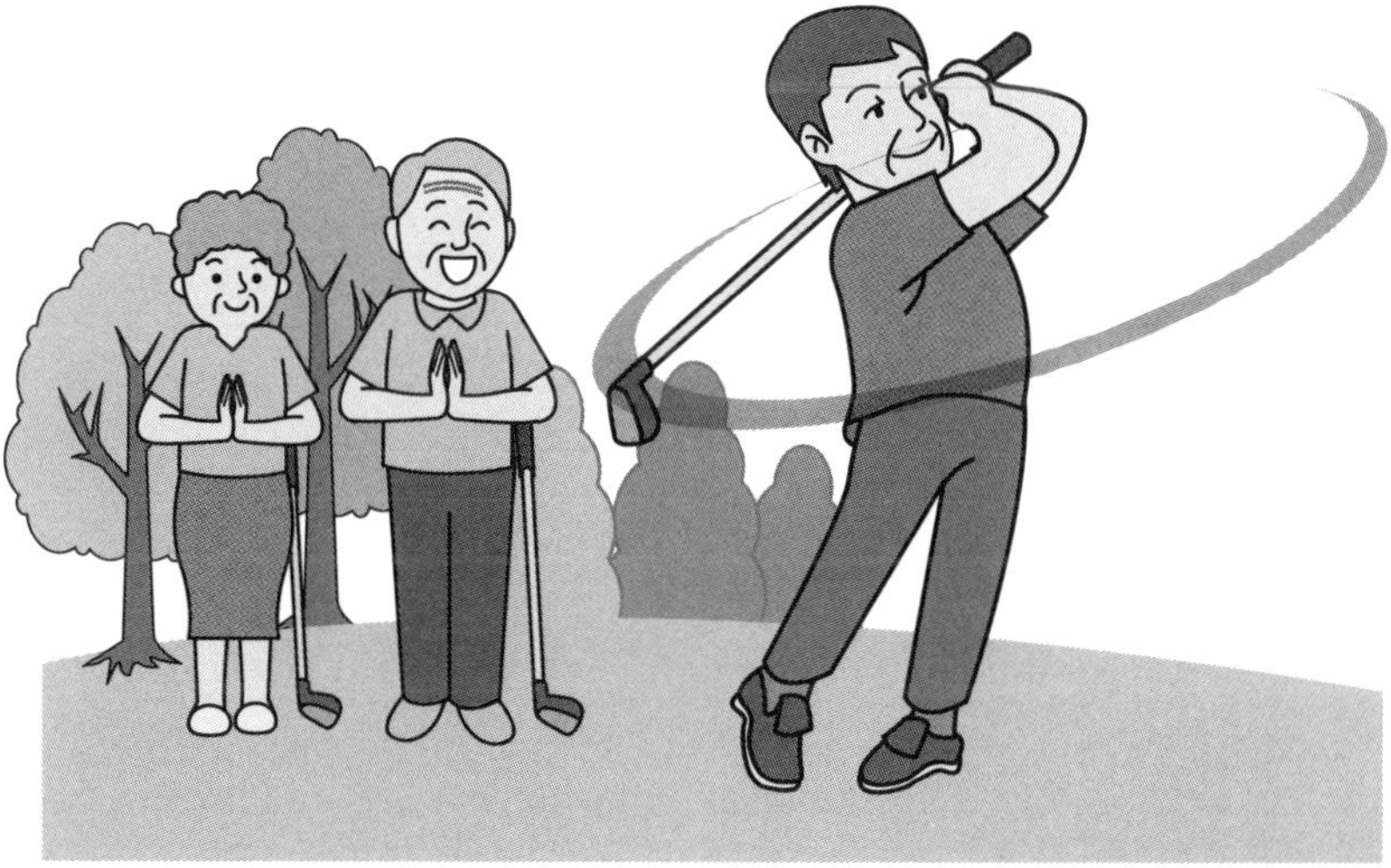

仲間が集まる、コミュニケーションがある活動が理想的

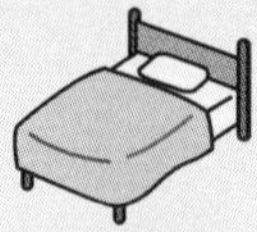

朝、太陽光を浴びる

夜眠くなるように体内時計を調節できる

運動をするなら、朝～午前中に戸外でおこなうのがおすすめです。**朝、日光を浴びると網膜《もうまく》から入った光情報によって体内時計がリセットされます**。そこから約14～16時間経つと、メラトニンというホルモンが分泌されはじめます。これには深部体温を低下させ、眠りへと誘導する作用があるのです。メラトニンは、就寝する数時間前から徐々に分泌量が増え、夜中にピークを迎え、朝方に向かって低下します。

朝、光を浴びることで、このサイクルを保てます。逆に、朝、室内で過ごしていると、夜の適切な時間にメラトニンの分泌が高まらず、眠りたい時間帯に眠気が起きない、という悪循環に陥ります。加齢とともにメラトニンの分泌量は低下することもあり、午前中は長めに戸外で体を動かすことをおすすめします。目覚めるのが朝早すぎる、夜に眠気がくるのが遅すぎる、という方は、戸外で運動する時間を少し遅らせるとよいでしょう。

前章（54ページ）で「夕方以降は部屋を暗く」といいましたが、夜に明るい光を浴びるとメラトニンの分泌が抑えられ、眠りのリズムが乱れる原因になるからです。

体内時計にメリハリをつけるホルモン・メラトニン

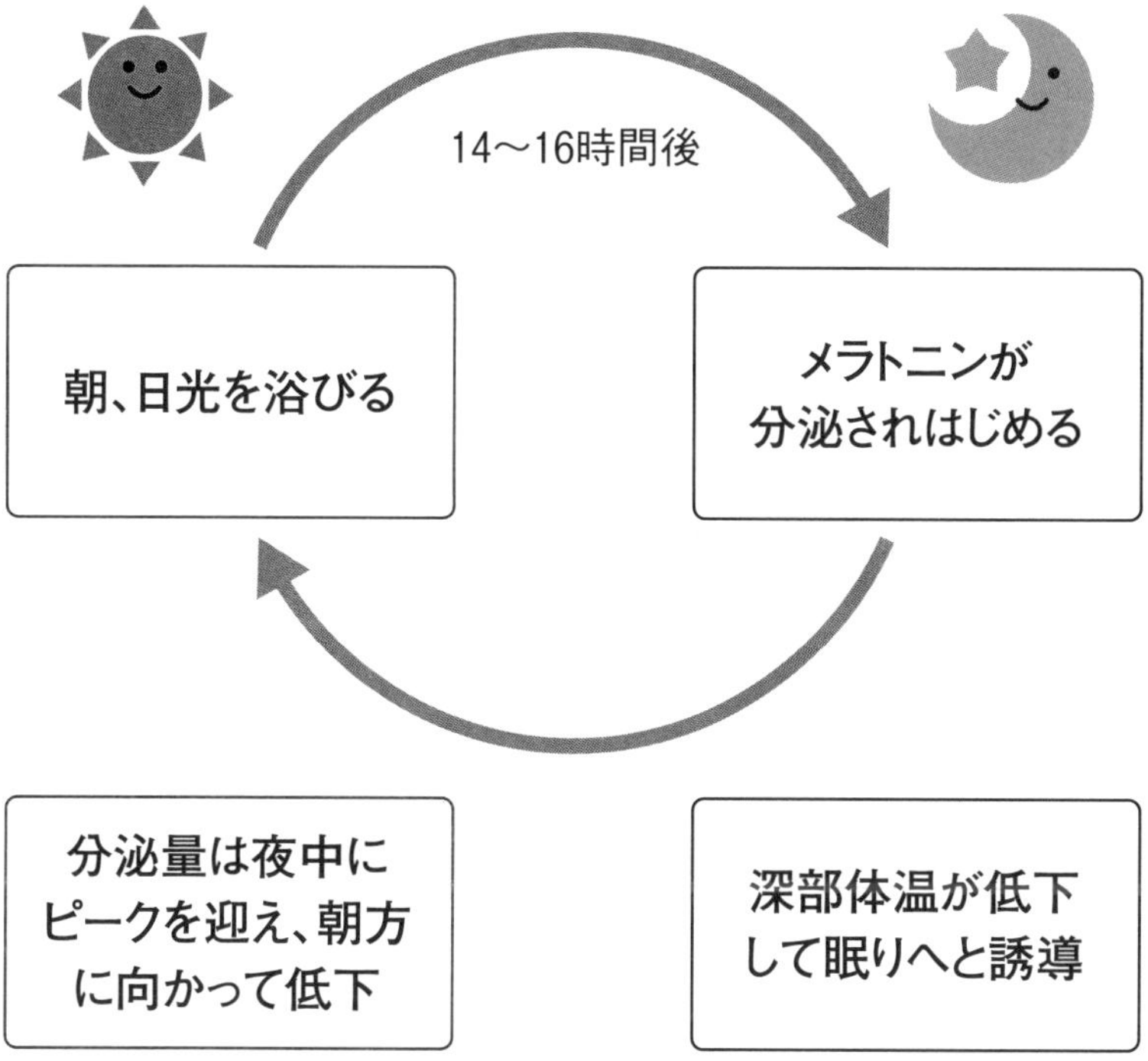

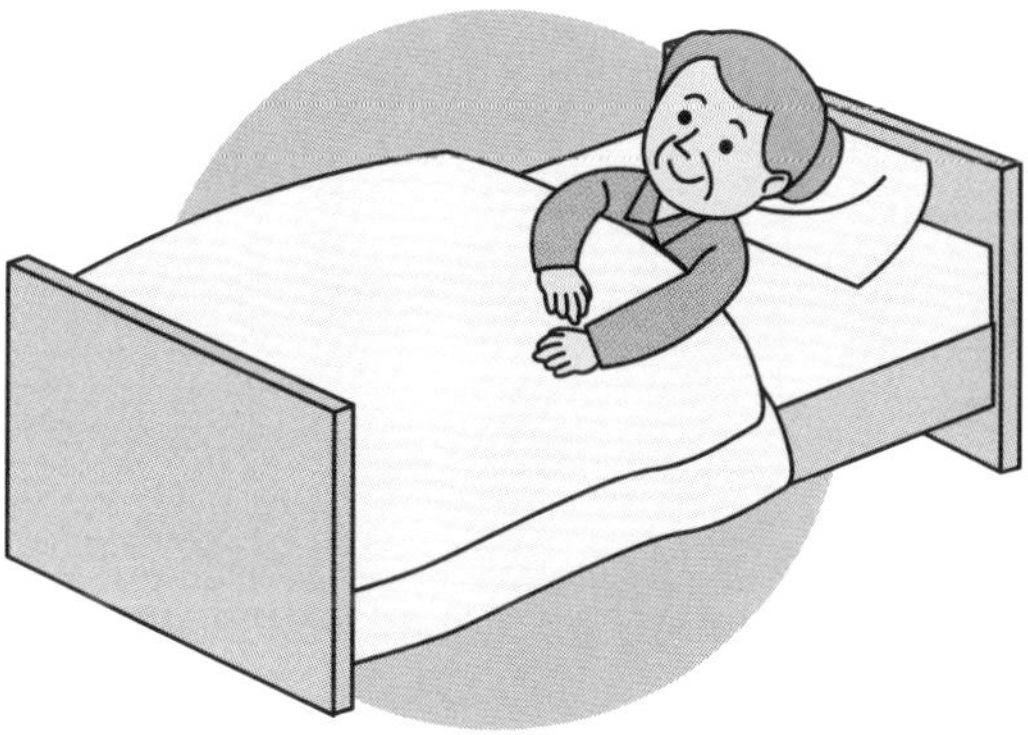

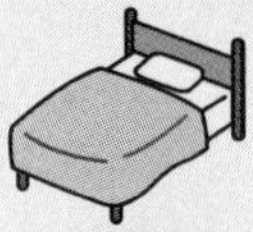

朝食も睡眠に重要な理由

体内時計を調節する、もう1つの要素とは

朝、体内時計をリセットする、もう１つの要素が朝食です。**朝食をとり血糖値を上げることが、体内時計のリセットを補助をする**ことがわかっています。

朝起きたら、まずカーテンを開けて太陽の光を浴びる。朝食をしっかりとる。この２つを続けることが、体内時計を安定させるためのコツといえるでしょう。

逆に、あまり遅い時間に夕食をとると、寝つきが悪くなることがわかっています。寝床に入る４～６時間前が適当でしょう。また、夜食をとる習慣がある方のほとんどは、朝食を欠食することが多く、寝つきを悪くするうえ、眠りを浅くし、睡眠の質を低下させます。

「睡眠によい食べものはあるか」という問いについては、明確な科学的結論はまだ得られていません。

ただし、健康全般の問題と捉えると、「バランスのとれた健康的な食事を、規則正しくとる」ことが基本といえるでしょう。

睡眠のための理想のルーティン

夜、早めに夕食をすませる

（睡眠中に胃腸を活発に活動させない）

↓

朝、なるべく決まった時間に起床する

（体内時計を働かせる）

↓

カーテンを開けて朝日を浴びる

（体内時計をリセット）

↓

朝食をとる

（体内時計をリセット）

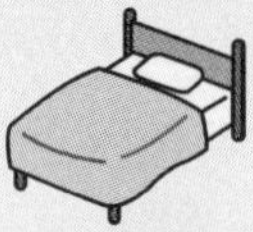

嗜《し》好《こう》品《ひん》との付き合い方

コーヒー、紅茶にはカフェインが含まれているが…

嗜好品といえば、コーヒー（カフェイン）、お酒（アルコール）、たばこ（ニコチン）でしょう。これらの睡眠への影響は、よく知られているとおりです。

カフェインは覚醒《かくせい》物質で、**緑茶、紅茶、ウーロン茶、ココア、エナジードリンク、コーラなどにも含まれます**。夕方以降は控えたほうがよいでしょう。加齢によってカフェインの代謝《たいしゃ》能力が低下する傾向があるため、摂取量が増えると昼前にとったカフェインでも影響する場合があるので注意が必要です。

お酒は催眠作用があり、寝つきをよくしますが、**アルコールは体内で分解されてアセトアルデヒドという覚醒促進物質に変化し、数時間後には目が覚めてしまう**ことになります。さらにアルコールには、利尿作用もあり、尿意によって目が覚めやすくなります。

たばこに含まれるニコチンは、カフェインと同様に覚醒促進物質になります。電子たばこには、ニコチンが含まれる「加熱式たばこ」と、ニコチンを含まない「ベイプ」があり、前者は紙巻きたばこと同様に睡眠に影響すると思われます。

睡眠を妨げやすい嗜好品

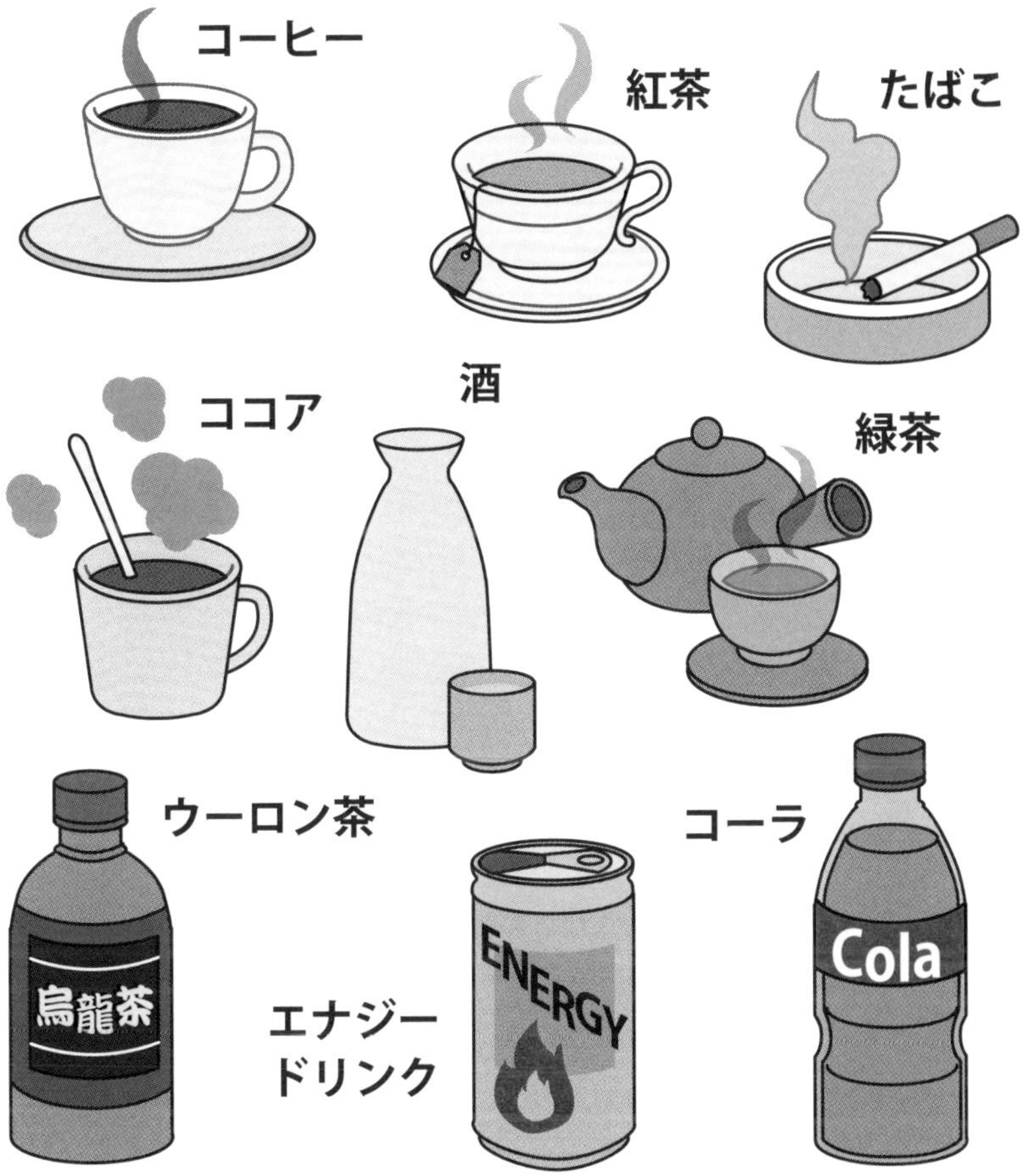

お酒はストレス解消に必要という方もいるでしょう。
仕事をリタイアして、お酒でストレス解消しなくてもよいライフスタイルになったら、睡眠のために、お酒をやめることも一考してみましょう。

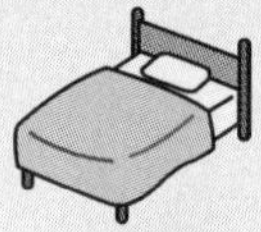

寝つきをよくする入浴のしかた

いつ、どのくらいの熱さの湯に浸かるといいのか

入浴は、寝床に就く直前ではなく、1～2時間前にぬるめ（40～41℃）のお湯にゆっくり浸かると、寝つきがよくなることが知られています。

体内時計が眠りを促すメカニズムは、メラトニンの分泌により末梢《まっしょう》の血管が拡張し、そこに大量の血液が流れ、熱を放出することで、深部体温が低下します。深部体温が低下すると、眠気がじわりと訪れます。

入浴して体が温まると、末梢の血管が拡張します。入浴後しばらくして、体に蓄積された熱が、拡張した末梢の血管より強く放出されます。これにより、眠気が訪れる速度・強度を高める、というわけです。

ただし、湯温が高すぎると、体が興奮状態（交感神経が優位）になって末梢の血管がむしろ収縮して熱放出が滞《とどこお》りやすくなります。こうなると眠気を催《もよお》すどころか、かえって寝つきを悪化させる場合があるので注意が必要です。

眠りに導く入浴のコツ

時間帯：布団に入る1～2時間前

温度：ぬるめ（40～41℃）

湯船に浸かる時間：長め（10～20分）

効果：温まった体が冷めるときに眠気が起きる

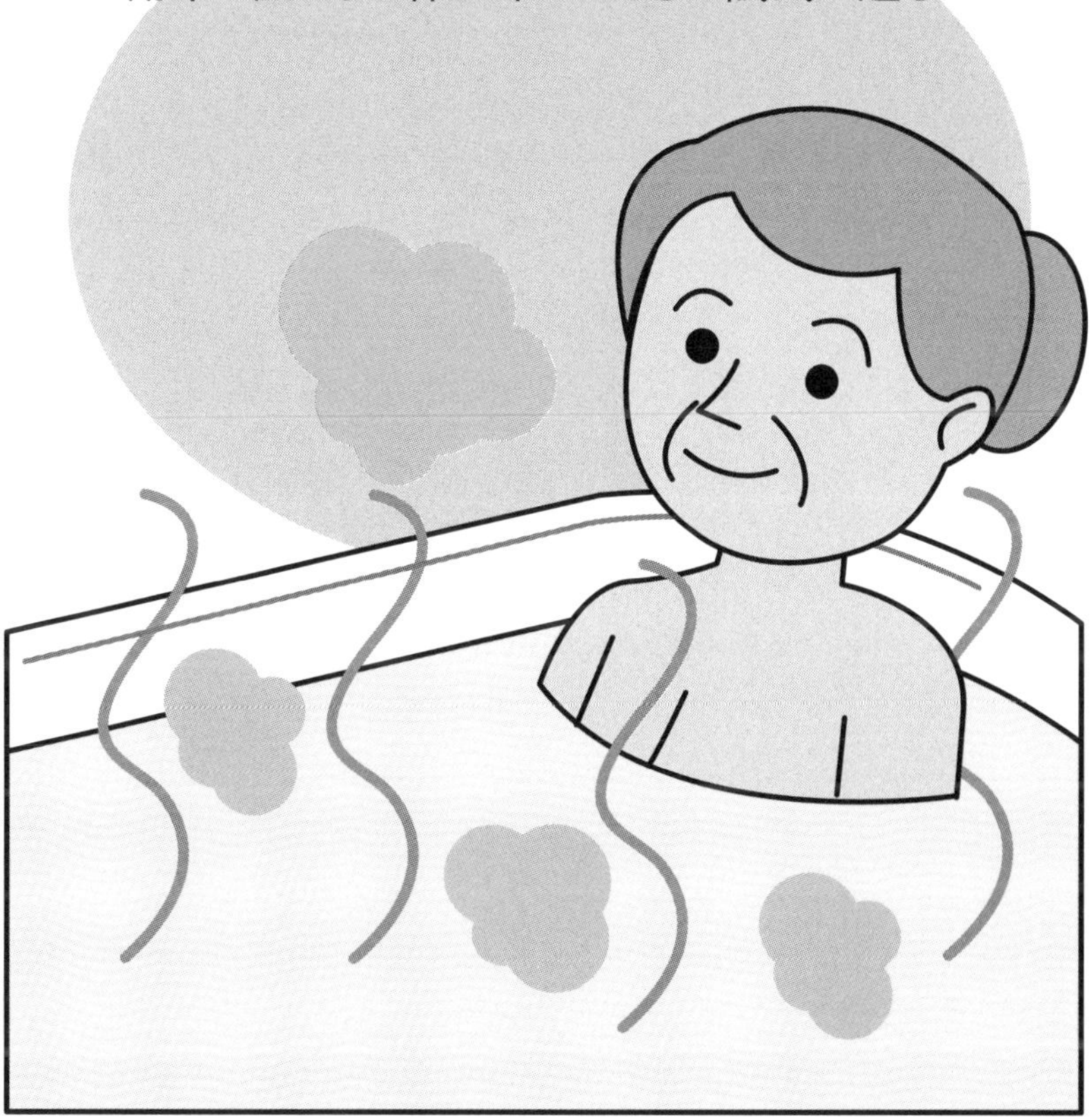

温熱アイマスクの入眠効果は？

リラックスタイム④

最近は60代以後でもスマートフォンを持つ方が圧倒的に多数であると聞きます。疲れ目の対策に温熱機能のあるアイマスクを使っている方もいることでしょう。

入浴で体を温めるとよく眠れるのなら、蒸気や電気などで目を温める機能のあるアイマスクでもよく眠れるのでしょうか。被験者を募《つの》って調査してみると、実際に入眠促進に効果があることがわかりました。

アイマスクは、入浴のように全身を温めるわけではないので、抹消の血管を急激に広げる効果は期待できません。

ではなぜ、温熱効果のあるアイマスクに入眠促進効果があるのでしょうか。おそらく、目の周辺を温めることでリラックスを促すのだと考えられます。リラックスすることで副交感神経優位に導き、寝つきを促すというメカニズムは、入浴の際と同様に働きます。

忙しくて入浴ができない夜は、温熱効果のあるアイマスクや蒸しタオルを目に当てるだけでも、寝つきをよくするのに役立つかもしれません。

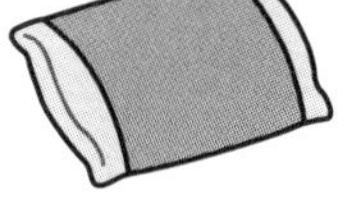

4章

睡眠に関わる病気と薬の大切な知識

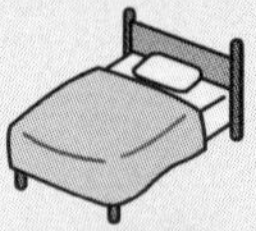

閉《へい》塞《そく》性《せい》睡眠時無呼吸

どんな病気なのか、なぜ怖いのか？

60代以後の不眠の多くは、加齢による身体の変化で生じます。しかし、中には注意すべき疾病《しっぺい》が隠れているケースもあります。この章では、その中の代表的なものを挙げておきましょう。

閉塞性睡眠時無呼吸は、50～60歳くらいからが注意すべき疾患です。口から肺につながる気道に狭窄《きょうさく》（狭くなること）が生じて、**睡眠中に十分な呼吸ができなくなります**。無自覚なまま酸欠状態に陥り、脳や心臓血管系にダメージをもたらし、高血圧や心不全《しんふぜん》、脳卒中、突然死にもつながる恐ろしい病気です。

有病率は**高齢者の10～20％**といわれますが、潜在的な患者が多数存在すると思われます。男性に多い疾患ですが、加齢とともに男女差はなくなってきます。

主な原因の1つに、舌や気道を支える筋力の低下があり、その結果、睡眠中に気道が十分に広がらなくなります。また肥満は重大な原因となり、そのほか、小顎《しょうがく》や下顎《かがく》の後退などの身体的特徴が原因となることもあります。

閉塞性睡眠時無呼吸の特徴

正常な状態

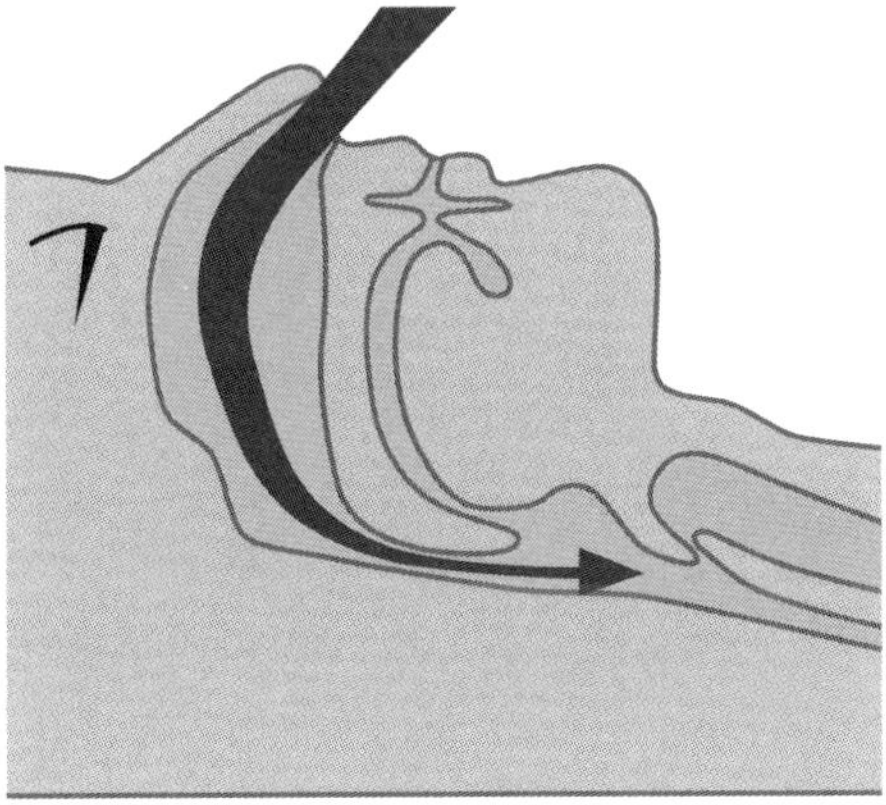

●気道が開いている
●空気が肺に入る

閉塞性睡眠時無呼吸

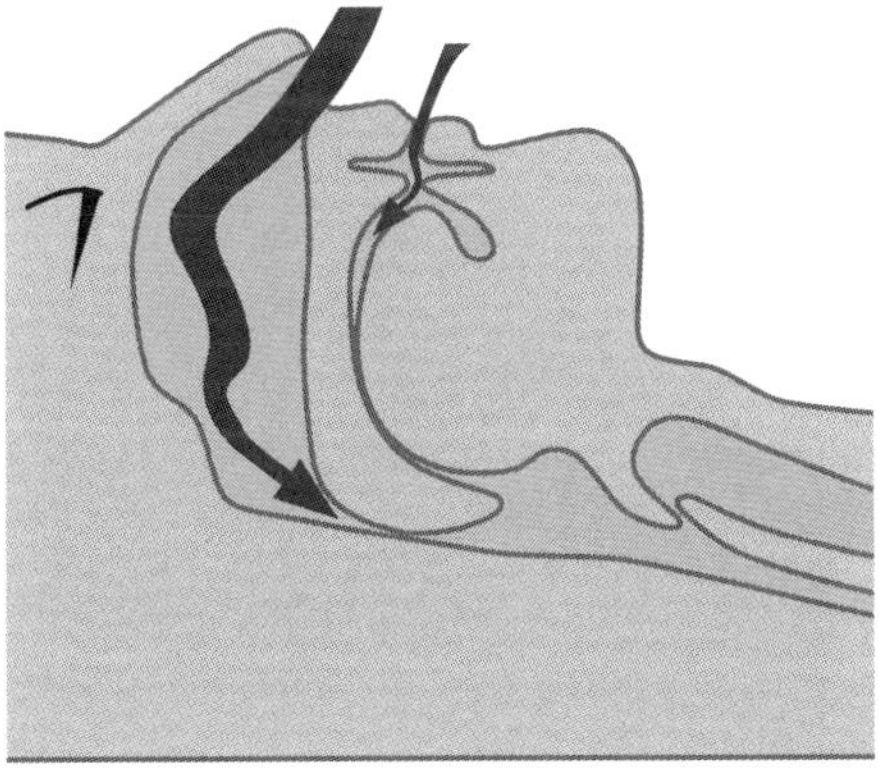

●気道が閉じている
●空気が肺に入らない

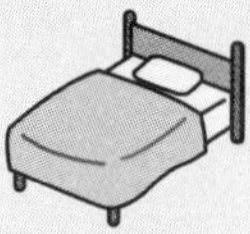

いびきには要注意

自覚はなくても、脳は覚醒している

閉塞性睡眠時無呼吸になると、気道が狭くなることで、大きないびきをかくようになります。異なる原因でいびきをかく場合もありますが、高齢になって出現するいびきは、閉塞性睡眠時無呼吸の可能性が高いと考えてよいでしょう。

ただし、いびきや無呼吸は本人が自覚していない場合がほとんどです。単身者などは知らないあいだに発症している場合も多く、旅行などの際に、同行者から指摘されて発覚することもよくあります。

閉塞性睡眠時無呼吸は、夜の睡眠の問題だけでなく、日中の倦怠感《けんたいかん》や強い眠気、突然の居眠りなどの症状を引き起こしますが、多くの場合、ご自身の睡眠に問題があると感じていないのです。

しかし、**夜中に呼吸が止まるたびに、脳も覚醒しています。覚醒といっても、はっきりと目覚めるレベルではなく、呼吸再開を促すレベルの覚醒反応であるため、本人は気がつかない**だけなのです。

閉塞性睡眠時無呼吸のチェックポイント

●閉塞性睡眠時無呼吸になりやすい人の特徴

- 太っている
- 下あごが小さい、後退している
- 扁桃《へんとう》肥《ひ》大《だい》（舌の付け根の左右が大きい）
- お酒を飲む習慣がある
- 鼻づまりがある

●閉塞性睡眠時無呼吸が疑われる症状

- 大きないびき
（家族や旅行中に同室の人に指摘されてわかることがある）
- 日中に倦怠感や強い眠気を感じる
- つい、ウトウトしてしまうことが多い
- 朝、起きたときに頭痛がする、口が乾いている

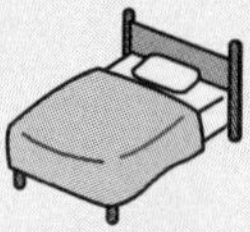

「昼間だるい、眠い」がサイン
疑われるときは検査を

とくに不眠という意識はなく、朝起きてふつうに生活できているつもりでも、なぜか、**昼間だるい、眠くなる。それも突然ガクッと〝寝落ち〟してしまうというような場合、閉塞性睡眠時無呼吸の可能性が疑われます。**睡眠休養感の低下を感じる場合もあります。最悪の場合、クルマの運転中に突然意識を失って事故につながるケースもあります。

思い当たる原因がないのに、倦怠感や眠気がひどい場合は、一度、専門医に診てもらうのがよいでしょう。

詳細な検査は、医療施設に一泊して、夜間の睡眠・呼吸状態をチェックすることになりますが、その前に自宅でできる簡易検査もあります。口や鼻の気流計や酸素飽《ほう》和《わ》度《ど》を測定する小型のデバイス（パルスオキシメーター）などを装着して就寝することで、夜間、呼吸気量や酸素飽和度の落ち込みがたびたび生じていないか調べます。呼吸気量が減少したり、酸素飽和度が落ち込んでいる時間は、呼吸が止まっている可能性があります。

自宅で閉塞性睡眠時無呼吸を簡易検査する装置の例

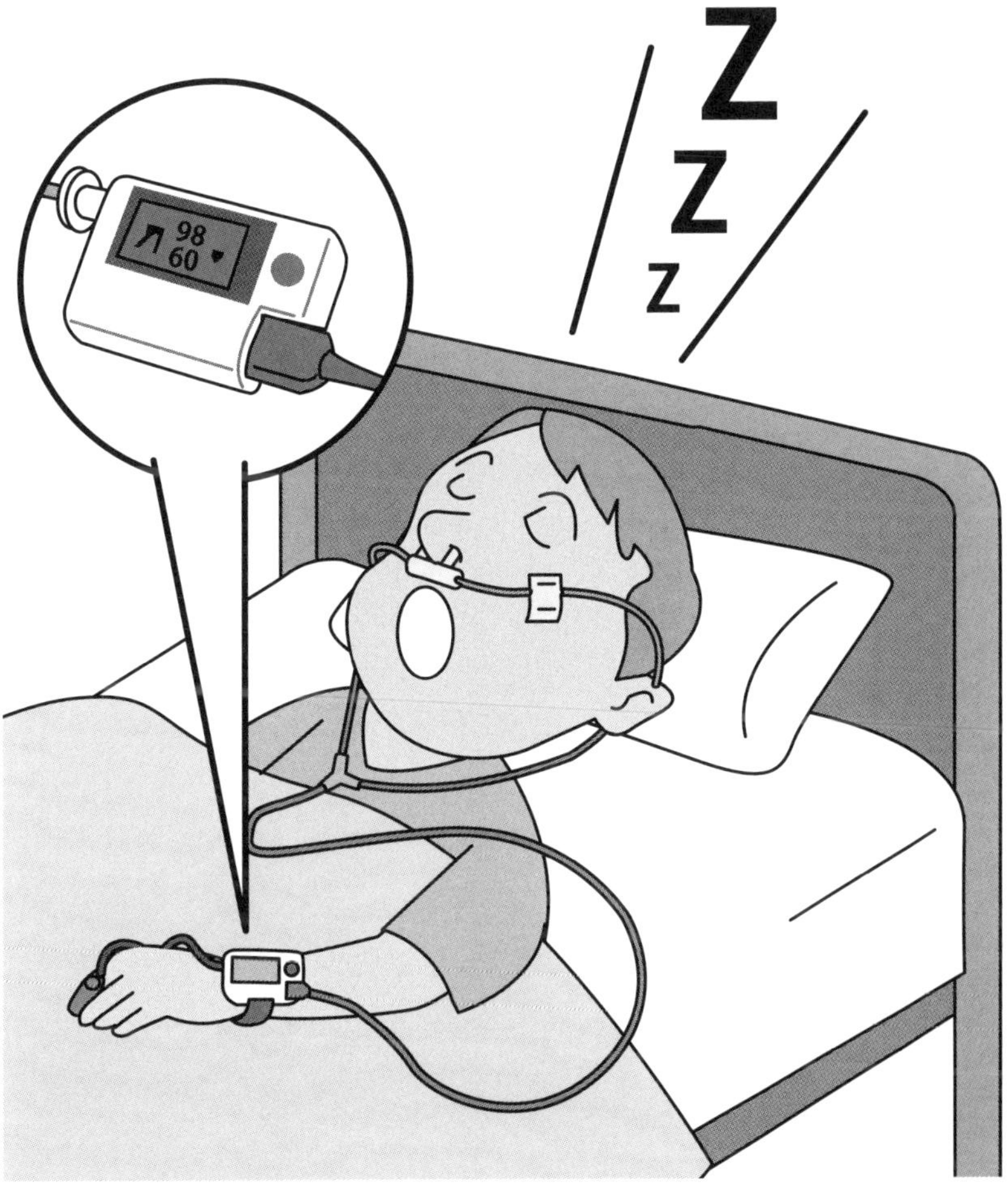

- 指先に検査器具（パルスオキシメーター）を装着して動脈血酸素飽和状態を測定します
- 鼻に鼻呼吸センサーをつけて呼吸状態を調べます

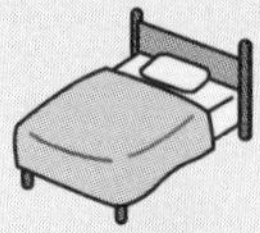

夜間頻《ひん》尿《にょう》

加齢である程度は避けられないが、原因はさまざま

夜間頻尿は、加齢にともなって、ほぼ避けることができない現象です。専門的には、**夜中に1回以上トイレに起きると「夜間頻尿」と呼ばれますが、実際には2〜3回以上になって初めて日常生活に支障が出てくる**レベルでしょう。

夜間頻尿の原因はさまざまで、睡眠に問題がなくても、膀胱《ぼうこう》容量の減少などにより生じる方も多く、この場合は睡眠障害ではないので、泌尿器科の医師に相談するのがよいでしょう。

しかし、夜中に目が覚めてしまって、そのついでにトイレにいくという方も多くみられます。この場合は、トイレにいった後、再度寝つくのに時間がかかるのが特徴で、中途覚醒主体の不眠症の可能性が疑われます。また、中途覚醒の背景に閉塞性睡眠時無呼吸が隠れていることもあります。

夜中にたびたびトイレに起きるようになったのは「年のせい」だけではなく、病気が隠れているという可能性もあるのです。

夜間頻尿の原因

(1)尿が多くつくられる

⇒水分のとりすぎ、薬の副作用、ホルモンバランスの乱れなど

(2)膀胱に貯められる尿量が少なくなる

⇒尿意に敏感になり、膀胱がひんぱんに収縮する(過活動膀胱)、前立腺肥大、骨盤臓器脱(女性の骨盤内の臓器が下がる)など

(3)睡眠障害

⇒睡眠時無呼吸や不眠症により、目が覚めるたびに気になってトイレにいきたくなる

↓

気になる場合は、まずは泌尿器科に相談しましょう

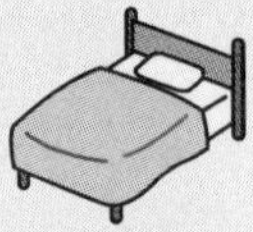

むずむず脚《あし》症候群

症状はさまざまで、高齢者にも多い

閉塞性睡眠時無呼吸ほど知られていませんが、60代以後の睡眠障害でよくある疾病に「むずむず脚症候群」があります。**眠ろうとして横になって安静状態になると、脚や腕にそわそわ、むずむずしたような感覚が出てくる**疾病です。じっとしていられず、体を動かしたい衝動に駆られるのが特徴です。

いったん起き上がって歩き回ったりすると症状は楽になるのですが、また横になると同じ症状が出て、寝つきを著《いちじる》しく妨げます。加齢とともに増えてくる疾病です。医師に詳細に説明しないと、入眠障害主体の不眠症と間違えられることもよくあります。入眠障害に対し睡眠薬を処方されることもありますが、むずむず症状にはさほど効果を示しません。治療には、**ドパミンの働きを補う薬物を摂取する、鉄分補給、生活習慣の改善**などの方法があります。

有病率は5％程度で、女性に多くみられますが、女性の場合は若い頃から出現する場合が多く、高齢者の場合、男女差は少なくなります。

むずむず脚症候群の特徴

- 夕方から夜の安静時、脚や手に不快感が生じる

- 「虫が這《は》う感覚」「手足が強く火照《ほて》る」「かゆい」「痛い」「チクチクする」「ピリピリする」など

- 不快感のある手や脚を動かしたくなり、動かすことで一時的に改善するが、再度安静状態になると症状が再現するため、よく眠れない

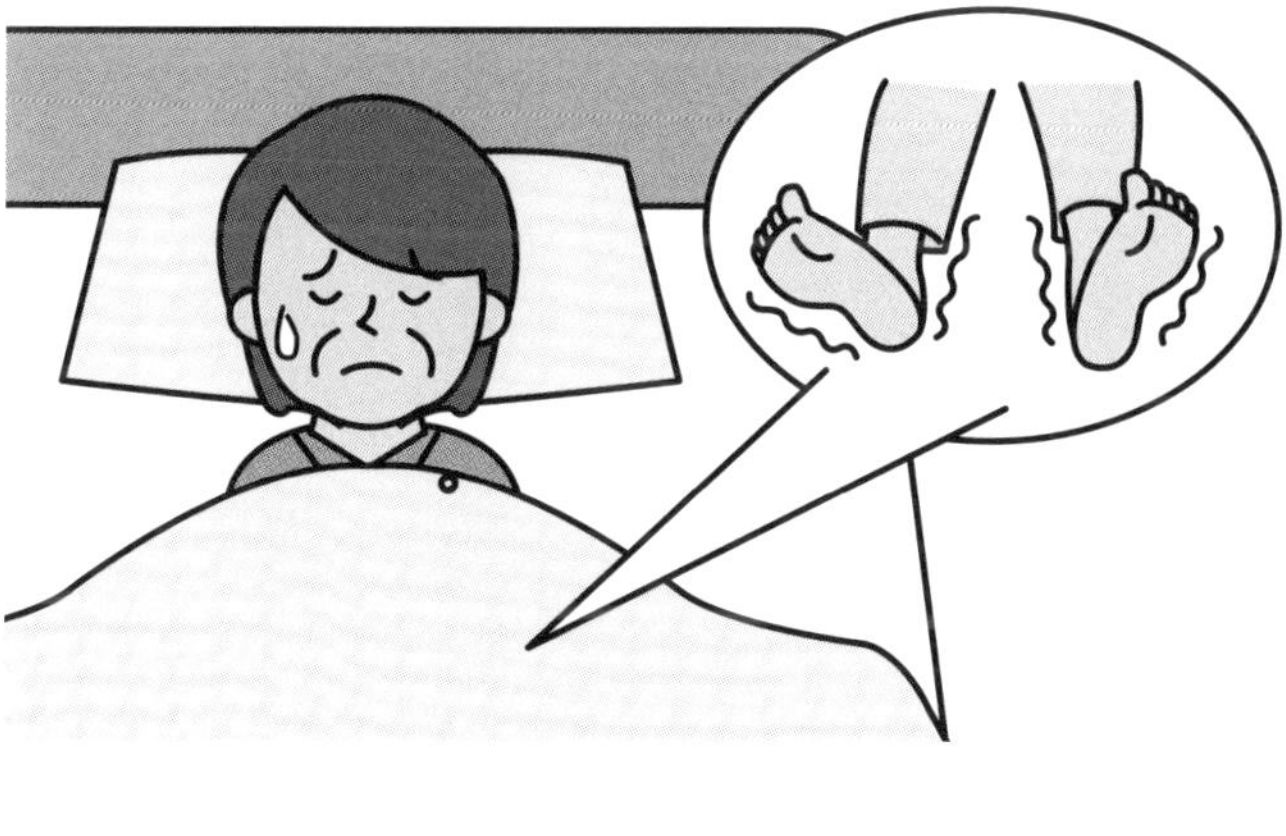

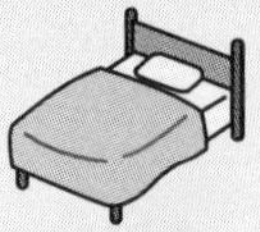

周《しゅう》期《き》性《せい》四《し》肢《し》運動障害

ほぼ自覚できない、手足がピクつくことで睡眠を妨げる

むずむず脚症候群と併発するケースが多いのが、周期性四肢運動障害です。これもドパミンの分泌・調節異常が関係しているといわれています。

夜、**寝ているあいだに手足がおおよそ20～40秒の周期でピクンピクンと動いたり跳《は》ねたりする**、というのが主な症状です。手足が動くこと自体に大きな支障はないのですが、閉塞性睡眠時無呼吸と同じように、手足の動きに合わせて**睡眠が浅くなり、自覚できないレベルの覚醒を繰り返し**ます。重症化して初めて睡眠休養感の低下、昼間のだるさ、眠気などの症状がみられるようになります。

本人が自覚していないうえに、布団をかけてしまうと意外と隣に寝ている人にも気づかれることはありません。そのため、なかなか発見が難しい疾病でもあります。しかし、閉塞性睡眠時無呼吸と同じくさまざまな病気の温床となりやすいため、十分に注意しなければいけない疾病です。有病率は10%弱といわれています。

周期性四肢運動障害の特徴

- 眠っているあいだに、脚が周期的に短く動く、ピクついたり跳ねたりする

- 眠りが浅くなったり、自覚しないレベルで目が覚める（眠りの状態を診断するには、体の状態を一晩測定する「終夜ポリグラフ検査」が必要です）

- むずむず脚症候群と合併して起きることが多く、加齢とともに増える

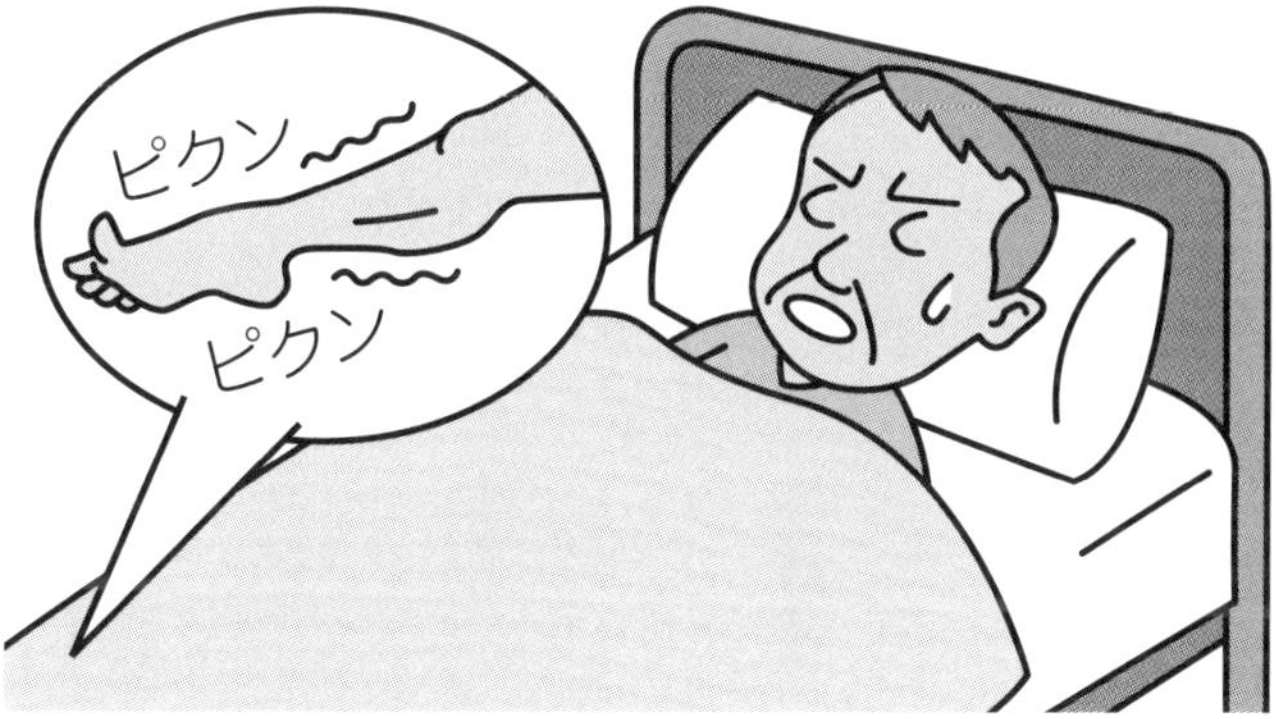

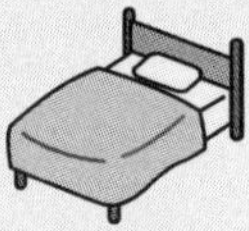

レム睡眠行動障害

夢をみて、夜中に叫んだり壁を叩いたりする

レム睡眠行動障害は、寝言で気づかれることが多い疾病です。レム睡眠とは、睡眠後半～明け方に出現量が増加する睡眠状態で、多くは夢をみています。通常、夢に合わせて行動することはありませんが、この疾病では**夢の内容に合わせて体が動いてしまいます**。夢は悪夢であることが多く、夜中に突然ワァッと叫びます。ひどくなると動き出し、布団や壁、隣で寝ているパートナーを殴るなどの暴力的な行動を呈するのが特徴です。歩き出して家から出ていってしまう方も稀《まれ》にいます。本人はほぼ覚えていないので、**朝起きるとアザができていたり、家の中のものが壊れていたりする**こともあります。

無理に覚醒させると、夢をみていたことを思い出せますが、朝起きてから確認しても思い出せないことがほとんどです。これは脳幹《のうかん》という部分に、α－シヌクレインという老廃物がたまることが原因と考えられ、レビー小体《しょうたい》型認知症、パーキンソン病などを合併する場合もあります。50代後半から増えていきますが、予防方法は確立しておらず、飲酒や疲労、睡眠不足で症状が悪化します。兆候《ちょうこう》があったら早めに医師に相談しましょう。

レム睡眠行動障害の特徴

- 睡眠中に突然大声や奇声を発する
- 腕をふりまわす
- ベッドから転げ落ちる
- 布団や壁、隣に寝ている人を殴る、蹴る
- すぐに声をかけると覚醒して、夢の内容を語ることが多い

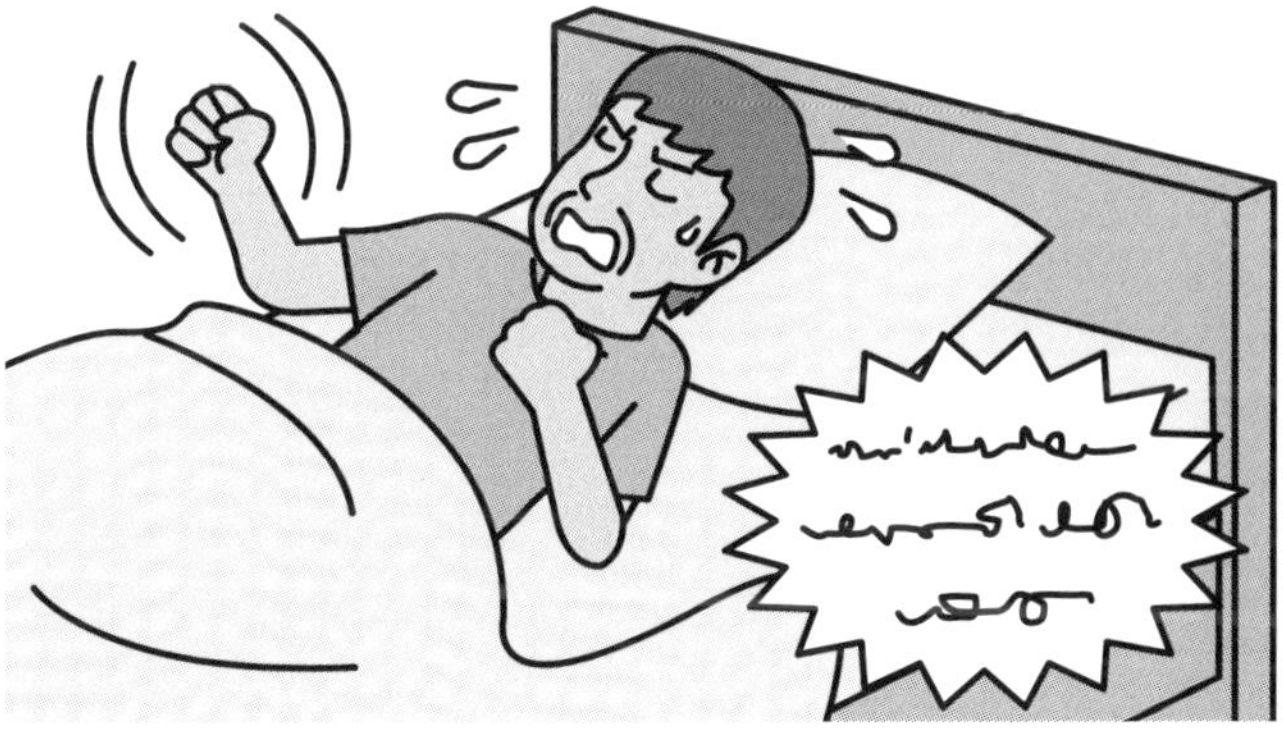

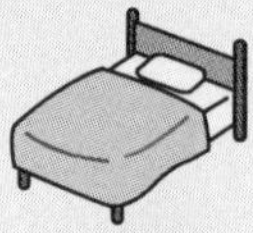

老年期うつ病

典型的なうつ病とは異なる症状も

不眠は、うつ病の初期に出ることが多い症状でもあります。眠れないと感じたら、まず、うつの可能性を疑わなくてはいけないのですが、老年期うつ病の難しいところは、若い人のように「気分が落ち込む」「やる気が出ない」という症状が目立ちにくいケースもあることです。

むしろ、胃腸症状や、動悸《どうき》・息切れ、体のあちこちが痛むという身体・疼痛《とうつう》症状や、動きが緩慢《かんまん》になったり、無気力・無関心になったりという「アパシー状態」として出てくることも多くみられます。

しかし、こうした症状は加齢性の変化と見まちがいやすいので、それだけでうつ病と判断するのは難しいでしょう。眠れないことに加えて、**体の不調が増えた、日中の行動量が減った、あるいは、最近食欲が落ちているなど**の問題が出てきたら老年期うつ病を疑う必要があります。こうした症状を自覚できない場合もあるので、周囲の人の意見を参考にすることも大切です。

老年期うつ病の（不眠以外の）特徴

- 頭痛、肩こり、腰痛、耳鳴り、めまい、胃の不快感、疲労感などの不《ふ》定《てい》愁《しゆう》訴《そ》（なんとなく体のあちこちの調子が悪い）

- 元気がなく物事への興味や喜びを失う

- 食欲不振

- 気力、活動量が低下する

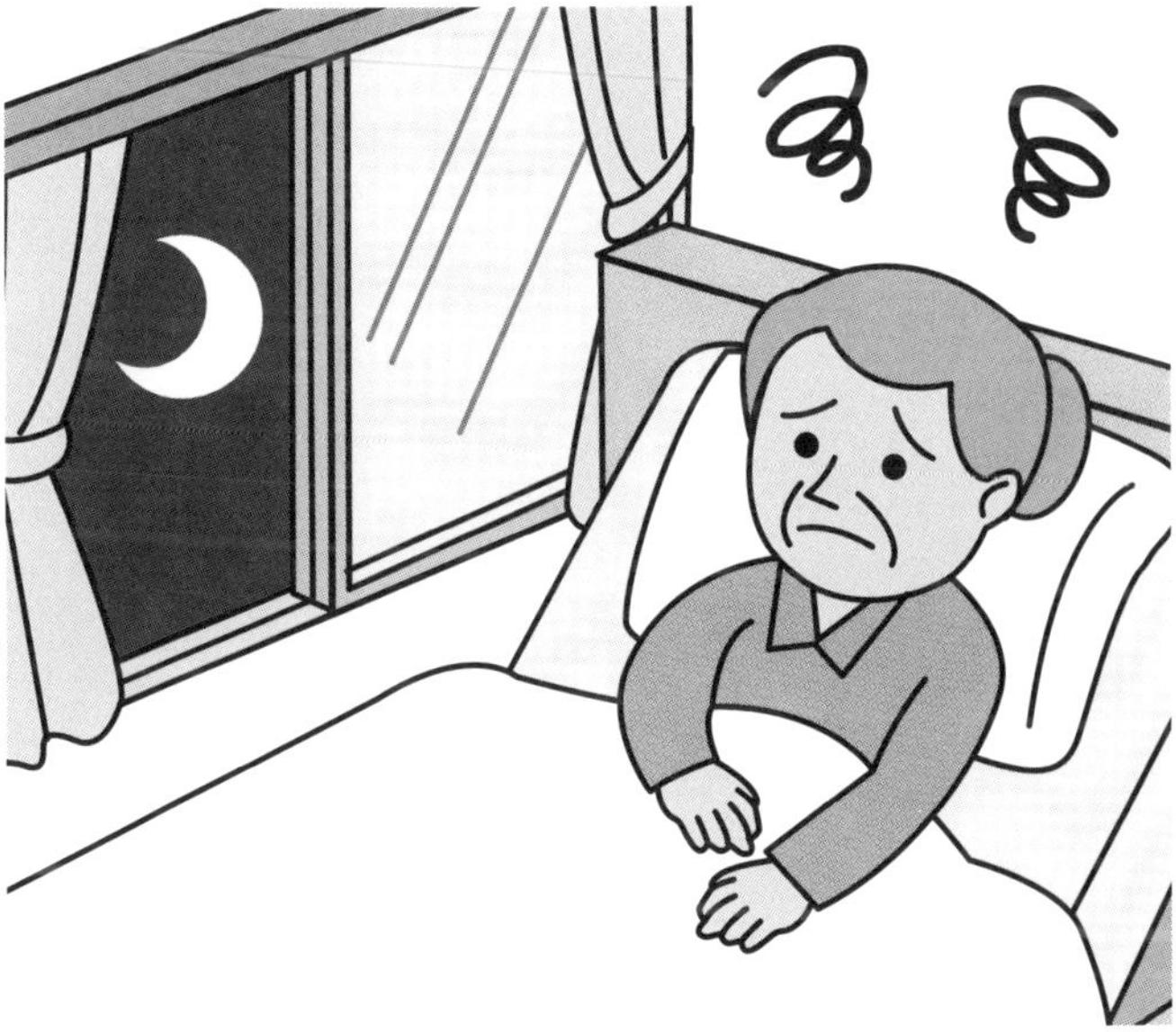

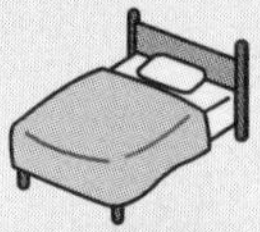

睡眠薬の正しい知識

薬をやめるには加齢性の睡眠変化を理解する必要がある

睡眠に悩みを抱えている方の中には、睡眠薬を服用したことがある人もいらっしゃるでしょう。**睡眠薬は不眠症の治療薬ですが、睡眠薬だけで不眠症が完治する方は限られる**のが現状です。とくに**睡眠薬を長期服用している方の中には「睡眠薬を飲んでいれば大丈夫だが、飲まないと眠れない」という方が多い**のではないでしょうか。これが、睡眠薬だけでは不眠は完治しないという所以《ゆえん》です。

しかし、これまで述べてきた不適切な習慣・環境を改善することで睡眠薬は不要になる（やめることができる）場合も多くあります。これが欠けると「薬をやめられないのは病気が治らないからだ」と新たな心配が増え、心配が「過覚醒」を悪化させて不眠症状が悪化し、薬の量が増え、よけいに自分は重症なんだという思い込みが強まり、不眠が悪化・遷《せん》延《えん》する（長引く）という悪循環に陥ります。

そうしたことにならないためにも、睡眠薬を使う前に、加齢にともなう睡眠の変化に関する正しい知識を得ることが重要です。

病気以外の「眠れない」原因

- 加齢にともなう睡眠時間の短縮、生体リズムの加齢性変化
- 不適切な生活習慣・睡眠環境
- 嗜好品の過剰な摂取

↓

- こうしたケースでは、睡眠薬の服用よりも、正しい知識を持って、不眠が病気の結果ではないことを理解することが大切
- 睡眠薬服用中の方も、こうした知識を持ったうえで、主治医の指示の下で正しく服用しましょう

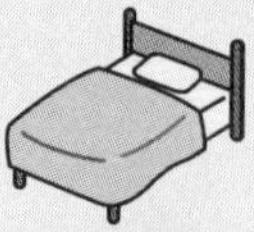

睡眠薬の4つの種類

旧タイプのメリットとデメリット

現在、日本で処方される睡眠薬は大きく分けると4種類あります。旧タイプと新タイプに分け、まずは旧タイプのベンゾジアゾピン系と非ベンゾジアゾピン系の2種から説明しましょう。

ベンゾジアゾピン系は、高い忍容性（患者さんが副作用に耐えやすい）と抗不安作用が特徴です。服用感がよく、比較的薬効を感じとりやすいというメリットがあります。

一方で、筋弛緩《きんしかん》作用（筋肉がゆるむ）により転倒・骨折のリスクがあり、記憶障害や夢遊《むゆう》病様《びょうよう》症状（寝ぼけてふらふらと歩き出すなど）などの副作用が報告されています。

また、**長期間連用していると、認知機能の低下が生じやすいという報告もあります**。

非ベンゾジアゾピン系は、ベンゾジアゼピン系睡眠薬のデメリット（副作用）を軽減した薬剤ですが、脳内の作用メカニズムはベンゾジアゾピン系とほぼ同等なので、**基本的な効果や副作用はおおむね同じです**。

おもな睡眠薬の種類と商品名

【旧タイプ】

❶ ベンゾジアゾピン系睡眠薬
（ハルシオン、レンドルミン、デパスなど）

❷ 非ベンゾジアゾピン系睡眠薬
（マイスリー、ルネスタなど）

【新タイプ】

❸ オレキシン受《じゅ》容《よう》体《たい》拮《きつ》抗《こう》薬《やく》
（ベルソムラ、デエビゴなど）

❹ メラトニン受容体作動薬
（ロゼレム）

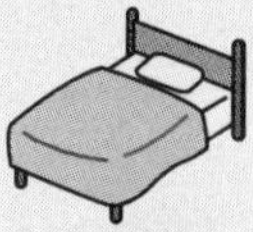

新世代の睡眠薬と市販薬

安全性を正しく理解しよう

従来主流だったベンゾジアゾピン系に代わって、最近は**オレキシン受容体《じゅようたい》拮抗薬《きっこうやく》**が処方されるケースが多くなっています。**比較的安全性が高い**お薬ですが、抗不安作用が極めて弱いので、**不安が強い患者さんは、薬効が感じ取りづらい**かもしれません。

しかし、睡眠増強作用はベンゾジアゼピン系睡眠薬と遜色《そんしょく》がありません。また、筋弛緩作用はありませんので、転倒・骨折のリスクが極めて低いというメリットもあります。

メラトニン受容体作動薬は、睡眠増強作用はやや弱い薬ですが、**副作用が極めて少ない**ので、**60代以後の不眠症に適した薬です**。とくに、メラトニンの分泌量が減り、眠気のくるタイミングがずれがちな高齢者においては適切な薬効があるといえます。これらの睡眠薬は、安全性が極めて高い薬といえるでしょう。その他、市販されている睡眠改善薬の多くは、アレルギー薬と同等の抗ヒスタミン作用をもつ薬剤で、眠気を起こす副作用を有効利用した薬といえます。抗ヒスタミン薬は、安易に連用せず、また連用がやめられない場合は、医師に相談することをおすすめします。

メラトニン受容体作動薬の注意点

- 一部飲み合わせの悪い薬（抗菌薬の一部、抗うつ薬の一部など）がある
- アルコールの併用は避ける

（その他）ドラッグストアで買える睡眠改善薬の特徴

〈商品名　ドリエル、リポスミンなど〉

- アレルギー症状を抑えるときに服用する抗ヒスタミン薬と作用が同じ
- 抗ヒスタミン薬の副作用である眠気を睡眠改善に利用した薬剤
- 処方箋《しょほうせん》なしで購入できる
- 高齢者は副作用も強く出る傾向がある
- 気軽に服用することはおすすめできない
- 連用をやめられない場合は、医師に相談するのがよい

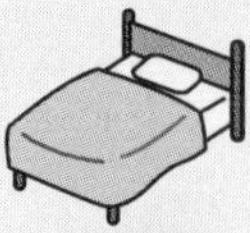

睡眠の専門医を探す

「睡眠科」という正式名称はないが…

60歳を過ぎて、医師に初めて眠りの悩みを相談する患者さんの多くは疾病の前段階であり、睡眠環境や生活習慣を見直すことで、ご自身で解決できる可能性があります。

そのためには、この本で説明した、加齢による睡眠の変化を理解し、それに合わせた睡眠環境・生活習慣を心がけてみてください。

しかし、そうした対策をとってもなお睡眠の悩みが解決しない場合、いちど専門の医療機関に相談してみることをおすすめします。

内科や眼科のように「睡眠科」という正式な名称はないので、専門医療機関をみつけにくい場合は、**ホームページなどを調べて、「睡眠の悩みについてくわしく解説している」あるいは「睡眠障害を取り扱っている」医師・病院を探してみてください**。

日本睡眠学会ホームページ（https://jssr.jp/）では、睡眠障害専門医（日本睡眠学会総合専門医）・専門医療機関を紹介しています。もしもご自身でみつけられない場合、かかりつけ医に相談するか、精神科・心療内科を受診してみましょう。

あとがき

本書を執筆するうえで、厚生労働科学研究費補助金（循環器疾患・糖尿病等生活習慣病対策総合研究事業）「適切な睡眠・休養促進に寄与する『新・健康づくりのための睡眠指針』」と連動した行動・習慣改善ツール開発及び環境整備事業にご参画いただいた、多くの睡眠医・科学専門家の皆さまのご意見を参考にさせていただきました。

この場をお借りし、専門家の皆様に感謝の意を表します。また、国民の健康増進のため、多大なる労力を割き、ハードワークされている、厚生労働省の皆様にも改めて敬意を表します。

最後に、私の研究室で、一緒に研鑽《けんさん》を積んでいる若い研究者の皆さんに感謝いたします。中でも、本書の中心となる、ＮＳＲＲデータを用いて睡眠時間と睡眠休養感の関係を解析していただいた吉池卓也氏に格別の謝意を表します。

60歳からの
新しい睡眠習慣

2023年12月20日　初版印刷
2023年12月30日　初版発行

著者——栗山健一

企画・編集——株式会社夢の設計社
〒162-0041
東京都新宿区早稲田鶴巻町543
TEL(03)3267-7851(編集)

発行者——小野寺優
発行所——株式会社河出書房新社
〒151-0051
東京都渋谷区千駄ヶ谷2-32-2
TEL(03)3404-1201(営業)
https://www.kawade.co.jp/

カバーデザイン——こやまたかこ
カバーイラスト——123RF
本文イラスト——青木宣人
協力——岡本 大

DTP——アルファヴィル
印刷・製本——中央精版印刷株式会社

Printed in Japan ISBN978-4-309-29362-2

栗山健一 くりやま・けんいち
1973年生まれ、東京都出身。1999年、筑波大学医学専門学群卒、2003年、東京医科歯科大学大学院修了。国立精神・神経医療研究センター精神保健研究所 成人精神保健部室長、滋賀医科大学精神医学講座 准教授などを経て、現在、国立精神・神経医療研究センター精神保健研究所 睡眠・覚醒障害研究部 部長。早稲田大学、東京慈恵会医科大学、東京農工大学、滋賀医科大学で客員教授を務める。専門は、生体リズムに伴う認知変動、睡眠中の記憶増強・感情調節メカニズム、精神・神経疾患に併存する睡眠障害。